Je m'initie au
YOGA, SANTÉ

De la même auteure, aux Éditions Leduc

Le yoga santé, 2020.

Ma bible du yoga santé, 2018.

Leduc s'engage pour une fabrication écoresponsable !
« Des livres pour mieux vivre », c'est la devise de notre maison. Et vivre mieux, c'est vivre en impactant positivement le monde qui nous entoure ! C'est pourquoi nous avons fait le choix de l'écoresponsabilité. Un livre écoresponsable, c'est une impression respectueuse de l'environnement, un papier issu de forêts gérées durablement (papier FSC® ou PEFC), un nombre de kilomètres limité avant d'arriver dans vos mains (90 % de nos livres sont imprimés en Europe, et 40% en France), un format optimisé pour éviter la gâche papier et un tirage ajusté pour minimiser le pilon ! Pour en savoir plus, rendez-vous sur notre site.

Design de couverture : Antartik
Photographie de couverture : Adobe Stock
Maquette : Sébastienne Ocampo
Illustrations : Kevin W. Épée, Nicolas Trève

10 place des Cinq-Martyrs-du-Lycée-Buffon
75015 Paris – France
ISBN : 979-10-285-1652-9

SOPHIE PENSA

Je m'initie au YOGA, SANTÉ

GUIDE VISUEL

LEDUC

À Ricarda et Éric Langevin du studio Yogavision Paris
Pour leur bienveillance et la qualité de leur enseignement
Pour toutes les belles choses que j'ai apprises à leur contact
Qu'ils en soient ici remerciés.

SOMMAIRE

1

LES FONDAMENTAUX DU YOGA SANTÉ

QU'EST-CE QUE LE YOGA ?

Le yoga est une discipline psychocorporelle issue de l'Inde ancienne. En sanskrit, le terme *Yoga* signifie union. Union du corps et de l'esprit, union du principe féminin et masculin, du Soleil (*Ha*) et de la Lune (*Tha*). Son but est d'harmoniser et d'équilibrer le corps et le mental en associant différents outils : de l'exercice physique (les postures), un travail sur le souffle et l'énergie, de la méditation, des visualisations et un enseignement philosophique. À la racine de cette philosophie, il y a le rejet des valeurs négatives que sont la violence, la cupidité, l'envie ou encore la jalousie. À l'inverse, quête de la vérité, bienveillance, gratitude, amour de soi et des autres guident le pratiquant dans son cheminement. Dans l'approche yogique, notre état d'esprit nous équilibre tout autant que les postures ou les respirations.

Lors d'un cours de yoga, vous pratiquerez :

Des postures (*asanas*)

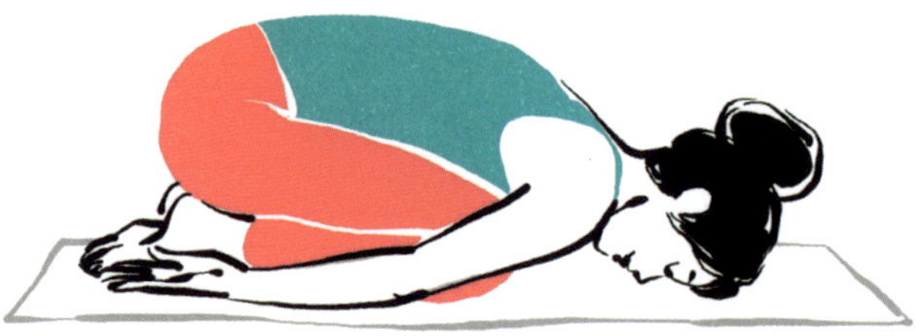

Des respirations (*pranayama*)

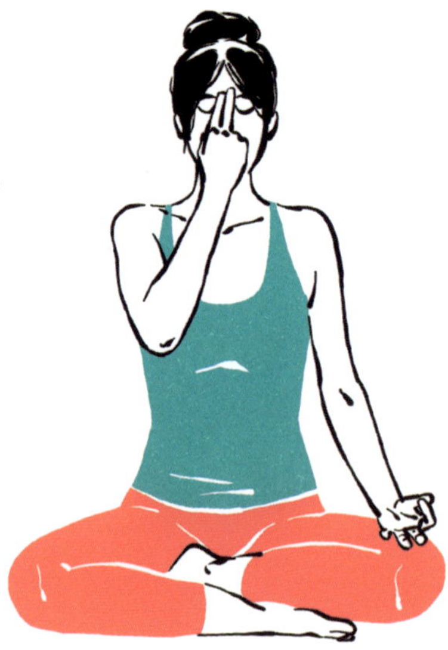

De la relaxation

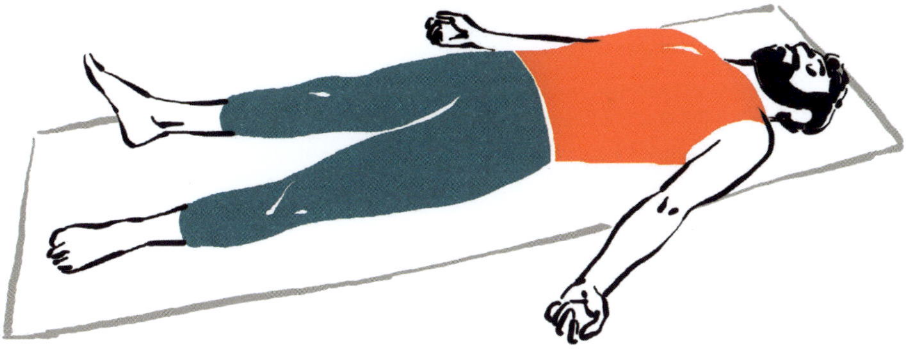

De l'intériorisation et de la méditation

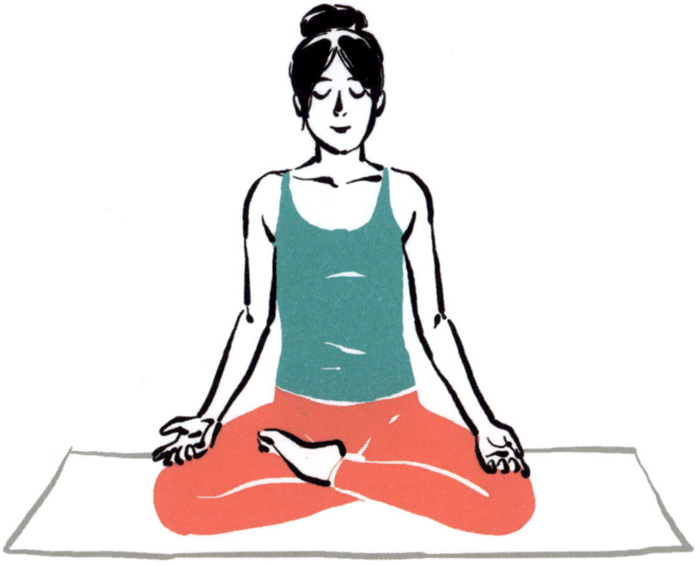

L'ARBRE DU YOGA

Une image, celle de l'Arbre, permet de résumer le cheminement à travers la pratique du yoga.

- **Les *Yama*** constituent les racines de l'Arbre. Il s'agit des valeurs morales sur lesquelles le yogi s'appuie : *Ahimsâ* (non-violence), *Satya* (quête de la vérité), *Asteya* (l'honnêteté), *Brahmacharya* (le contrôle de soi, la chasteté), *Aparigraha* (le non-attachement, la non-possession).
- **Les *Niyama*** en constituent le tronc. Il s'agit des qualités personnelles à développer : *Saucha* (pureté, propreté du corps et de l'esprit), *Santosha* (contentement), *Tapas* (ardeur et discipline dans la pratique du yoga), *Svâdhyâya* (étude des textes, étude de soi), *Ishvara pranidhâna* (la dévotion envers le seigneur).
- **Les postures ou *asanas*** en constituent les branches.
- **Les exercices respiratoires ou *Pranayama*** en constituent les feuilles.
- **L'intériorisation ou *Pratyâhâra*** en constitue l'écorce.
- **La concentration ou *Dhârânâ*** en forme la sève.
- **La méditation ou *Dhyâna*** en constitue la fleur.
- **L'état de stabilité ou *Samadhi*** en constitue le fruit.

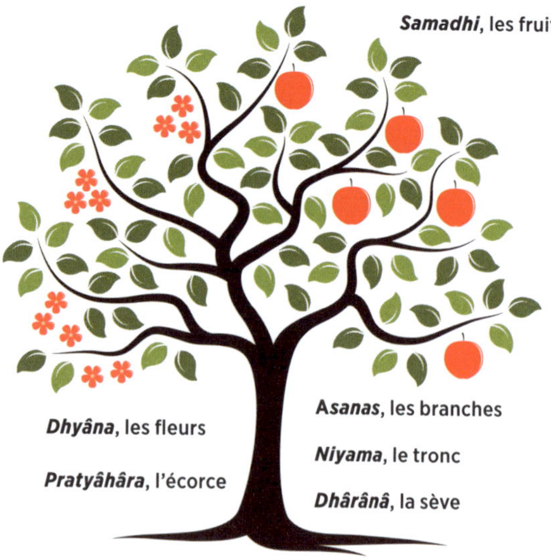

UNE VISION GLOBALE DE L'ÊTRE HUMAIN

Le yoga est une approche complète qui fortifie à la fois le corps et l'esprit. L'un ne fonctionne pas sans l'autre : on parle d'une vision globale, holistique de l'être humain. Les postures assouplissent et fortifient le corps. Elles mettent en jeu notre concentration et notre équilibre. Elles sont synchronisées avec la respiration, ce qui harmonise le système nerveux et renforce notre énergie vitale. Cela rejaillit sur l'esprit : le mental s'apaise, les émotions se calment, les cogitations et pensées inutiles se dissipent peu à peu au fil de la séance. Un état propice à la méditation s'instaure alors. C'est ainsi que s'explique la sensation de bien-être global ressentie après un cours.

Les 5 enveloppes

Selon le Hatha Yoga, nous sommes formés de 5 « enveloppes » (*koshas* en sanskrit), qui définissent 5 niveaux d'expérience intérieure. Elles sont toutes reliées les unes aux autres et s'emboîtent à l'image des poupées russes. Quand l'une change et évolue, les autres bougent également. Ainsi, en transformant notre corps physique, le yoga agit sur nos émotions et donc notre état d'esprit, notre relation aux autres et même notre spiritualité. À l'inverse, en développant notre sagesse intérieure et en aiguisant notre intuition, le yoga aide à tempérer les réactions émotionnelles, ce qui soulage le stress et l'anxiété et améliore la santé physique.

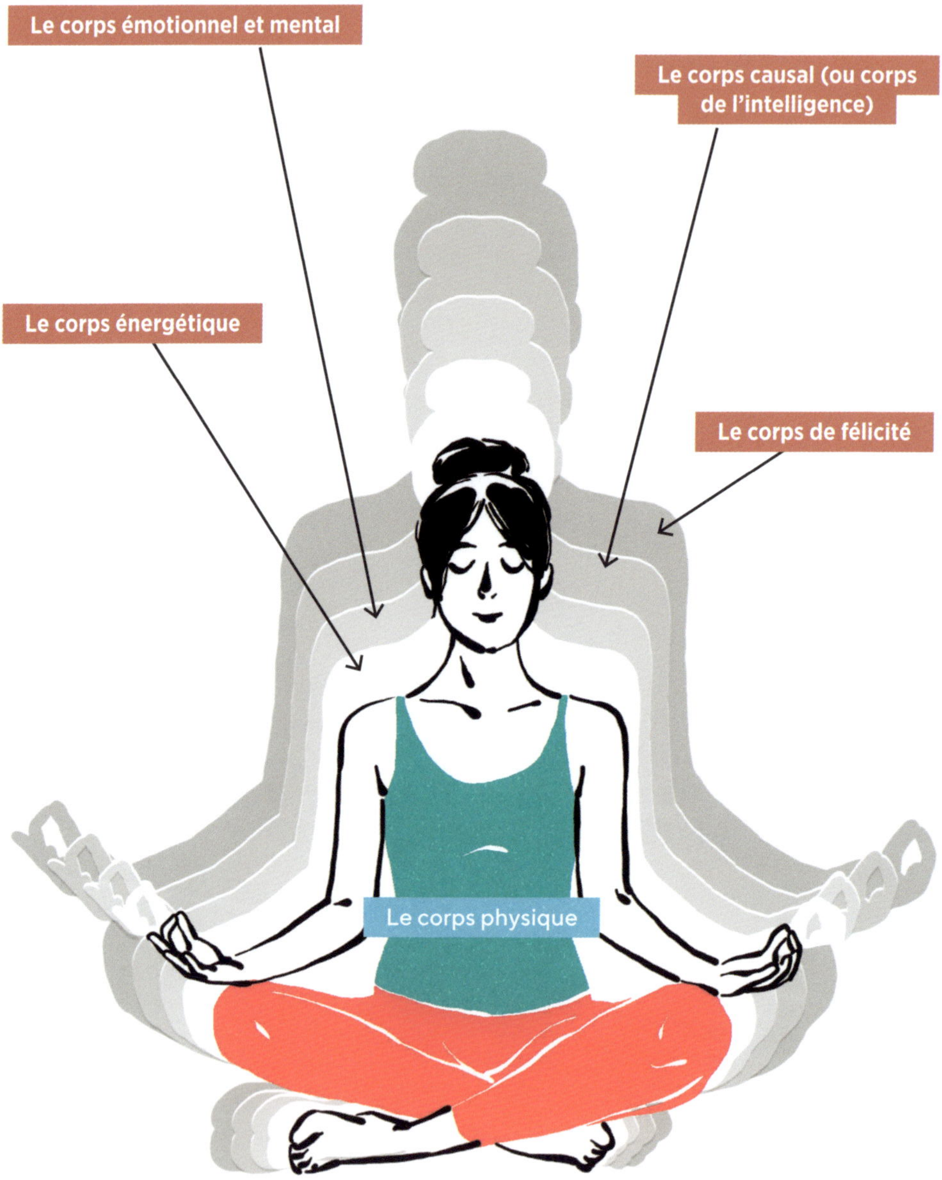
Le corps émotionnel et mental
Le corps causal (ou corps de l'intelligence)
Le corps énergétique
Le corps de félicité
Le corps physique

Le corps physique : influencé par les postures et les respirations.

Le corps énergétique : influencé par les postures, les respirations, les mudras et les mantras.

Le corps émotionnel et mental : influencé par les postures, les respirations, les visualisations, les mantras et la méditation.

Le corps causal (ou corps de l'intelligence) : influencé par la méditation, la visualisation et les mantras.

Le corps de félicité : influencé par la méditation, la prière, les mantras.

QU'EST-CE QU'UN MANTRA ?

Ce mot sanskrit est formé des racines *man* qui signifie mental et *tra* qui signifie protection. Il s'agit de sons chantés ou récités intérieurement qui agissent de façon vibratoire sur le corps et l'esprit. Le plus célèbre d'entre eux est le son Om. Les mantras constituent des objets de concentration pour faciliter la méditation. Ils sont souvent associés au Mudras (voir p ?)

LE YOGA OU LES YOGAS ?

Lorsque vous parcourez la brochure d'un studio de yoga, vous pourrez voir mentionner différents types de cours. Tous sont dérivés du *Hatha Yoga* classique, avec ses postures, ses exercices respiratoires, sa médiation et ses valeurs morales. Au xxe siècle, certains maîtres ont développé leurs propres méthodes ou séquences de postures.

Le Vinyasa est un yoga en mouvement, dont le cœur de la pratique s'articule autour de l'enchaînement de plusieurs Salutations au Soleil à des rythmes qui vont crescendo. Cette approche synchronise la respiration avec le mouvement, dans une optique de fluidité. Les séquences sont rythmées, avec un aspect « cardio » plus ou moins intense. Le *Vinyasa* attire des élèves qui souhaitent se dépenser physiquement durant la séance.

Le Bikram Yoga consiste en 26 postures et 2 exercices de respiration enchaînés dans un ordre précis et dans une salle chauffée (plus de 35 °C) et humide destinée à favoriser l'assouplissement des muscles et des articulations.

Le Yoga Iyengar est une méthode d'alignement postural très précis élaboré par le maître BKS Iyengar. Elle repose sur l'utilisation d'accessoires tels que des blocs, des sangles, des chaises, des couvertures, des traversins et les murs de la salle, pour une pratique plus sûre et accessible à tout un chacun. Cette méthode de *Hatha Yoga* est reconnue pour ses effets préventifs et curatifs.

Le Kundalini Yoga a pour but de réveiller la *kundalini*, énergie tapie en chacun de nous. Les cours s'articulent autour de *kriyas*, séries d'exercices dits de purification. Ils comprennent des postures, de la respiration, des mantras et des méditations. Ces *kriyas* changent d'un cours à l'autre et peuvent être doux ou très intenses. Leur but est de faire circuler l'énergie dans tout le corps.

Le Yin Yoga est parfois qualifié de « yoga pour ralentir » ou de « yoga pour s'intérioriser ». Cette nouvelle approche s'inspire de la médecine traditionnelle chinoise. Le but est d'étirer en profondeur et tout en détente, sans aucune contrainte musculaire, les tissus *yin* (ou conjonctifs) du corps : les os, les articulations, les tendons, les ligaments, et les fascias. Les postures sont pratiquées uniquement en position assise ou allongée et tenues pendant plus de 3 minutes chacune. La détente se fait peu à peu, grâce à la respiration qui s'allonge.

BIEN CHOISIR SON PROF

Avant d'opter pour un cours, n'hésitez pas à faire des séances d'essai, pour trouver le style de yoga et le professeur qui vous conviennent le mieux. Un bon prof prend le temps de vous expliquer pas à pas la posture et de vous corriger ou de vous proposer les adaptations si nécessaire. Choisissez un cours avec un nombre restreint d'élèves, pour une approche plus personnalisée.

LE YOGA SANTÉ, C'EST QUOI ?

Il s'agit d'une approche spécifique qui vise à conserver ou à recouvrer la santé. On parle également de yogathérapie ou de yoga thérapeutique. Son efficacité est aujourd'hui validée par plusieurs études scientifiques et reconnue par un nombre croissant d'autorités médicales occidentales. Des cours sont donnés par des professeurs de yoga formés spécifiquement ou par des professionnels de santé formés au yoga (kinésithérapeutes, infirmiers, ostéopathes, médecins...). Ils ont lieu dans des cliniques, hôpitaux, centres de santé, pour permettre de soulager certaines pathologies chroniques. Mais le Yoga santé peut aussi s'exercer en dehors d'un cadre médical, à titre préventif ou pour soulager des troubles du quotidien : le mal de dos, la constipation, les troubles digestifs, les insomnies, les méfaits du stress, les douleurs de règles...

Dans la pratique, le Yoga santé allie tous les outils classiques du yoga (postures, exercices de respiration, de relaxation, méditation, mudras...) dans des séquences spécifiquement adaptées au trouble que l'on cherche à prévenir ou soulager.

PRATIQUER SEUL OU AVEC UN ENSEIGNANT ?

Si vous êtes débutant, il est conseillé de vous inscrire à un cours hebdomadaire, pour apprendre à réaliser correctement les postures et les respirations.
Vous bénéficierez aussi des conseils et ajustements du professeur. Vous pourrez ensuite pratiquer seul à domicile, en vous aidant par exemple d'un livre ou d'une vidéo, en vous connectant à ma chaîne YouTube « Yoga et Santé par Sophie Pensa » pour y découvrir de nombreuses séances guidées.

LES GRANDES INDICATIONS DU YOGA SANTÉ

On distingue ainsi plusieurs grandes indications :

- *Les troubles musculosquelettiques :* lombalgies chroniques, sciatiques chroniques, douleurs dans le cou, dans les épaules, dans les genoux, arthrose...
- *Les troubles digestifs :* reflux, ballonnements, côlon irritable, troubles du transit...
- *Les affections respiratoires* : asthme, infections ORL récidivantes, allergies...
- *Les troubles cardio-vasculaires* : hypertension, palpitations cardiaques, troubles du retour veineux...
- *Les troubles métaboliques* : diabète, surcharge pondérale...
- *Les troubles génito-urinaires* : les règles douloureuses, l'infertilité, les troubles de la ménopause, les troubles de la grossesse, l'incontinence urinaire, les troubles de la prostate...
- La préparation à l'accouchement.
- *Les troubles du système nerveux* : migraine, céphalées, troubles de l'attention...
- *Les troubles psychiques* : insomnie, dépression, anxiété, phobies, angoisses...

UNE APPROCHE COMPLÉMENTAIRE

Bien entendu, il n'est pas question pour le yoga de se substituer à un traitement médical lorsqu'il se révèle nécessaire. Mais, comme le souligne le Dr Lionel Coudron, un des précurseurs de la yogathérapie en France : « Parmi mes patients, certains ont arrêté les anxiolytiques, les antidépresseurs et les antalgiques. D'autres ont pu réduire considérablement les doses. », toujours sous contrôle médical bien sûr.

LES BASES DE LA YOGATHÉRAPIE

Les 5 règles pour que ça marche

1 Pratiquez dans la régularité, deux, trois, voire cinq fois par semaine, idéalement tous les jours une quinzaine de minutes.

2 Inscrivez-vous dans une perspective de progression, sur le long terme. Avec la pratique, vous développez des potentiels et certaines postures qui vous semblaient difficiles voire impossibles, deviennent peu à peu envisageables...

3 Pratiquez dans la bienveillance, en étant à l'écoute de votre ressenti. Inutile de forcer, de vouloir à tout prix « réussir » la posture ou faire aussi « bien » que le voisin ou la voisine de tapis. C'est contre-productif car cela engendre des blocages dans le corps. Mieux vaut s'entraîner régulièrement, mais en douceur. La persévérance finit par porter ses fruits.

4 Adaptez les postures si nécessaire (avec une brique, un tabouret, une lanière, en pliant un peu les jambes...).

5 N'arrêtez pas de consulter votre médecin ni de prendre votre traitement habituel.

Les 5 précautions à respecter

1 Évitez de pratiquer si vous êtes souffrant (fièvre, grippe, diarrhée, etc.).

2 Idem en cas d'affection aiguë de l'appareil locomoteur (crise de sciatique, hernie discale, lumbago dans sa forme aiguë). Laissez au corps le temps de se reposer avant de reprendre très doucement la pratique.

3 En cas de douleurs chroniques, de scoliose ou d'arthrose grave, préférez pratiquer sous la supervision d'un enseignant, qui saura adapter les postures.

4 Demandez conseil à votre médecin si vous souffrez d'hypertension importante, de troubles graves de la circulation sanguine (maladie artérielle, phlébite, vertige), si vous venez de faire un infarctus ou un AVC.

5 Ne pratiquez pas seul en cas de troubles psychiques ou psychiatriques graves (dépression sévère, psychose).

LES 5 RAISONS DE VOUS Y METTRE

1. Améliorer votre qualité de vie.
2. Être acteur de votre santé.
3. Vous soigner de façon globale et augmenter votre niveau d'énergie.
4. Ressentir des bénéfices « collatéraux » : en soignant votre mal de dos ou votre diabète, vous verrez peut-être votre transit ou votre sommeil s'améliorer...
5. Vous ouvrir à une philosophie car dans le terme yogathérapie, il y a le mot yoga.

POURQUOI ET COMMENT ÇA SOIGNE ?
SOIGNER PAR LES POSTURES

Qu'est-ce qu'une posture de yoga ?

Les postures constituent les exercices physiques préconisés par le yoga. Il en existe plusieurs milliers, mais environ 80 sont enseignées de façon classique.

- Elles se pratiquent allongé sur le dos ou sur le ventre, debout, assis ou à genoux.
- Elles sont statiques ou enchaînées de façon dynamique.
- Elles doivent être stables tout en restant confortables.
- Elles sont coordonnées avec la respiration.
- Elles réalisent :
  - des flexions du corps vers l'avant ou l'arrière,
  - des torsions,
  - des inversions (tête vers le bas),
  - des équilibres.

Leurs effets

- Leur pratique permet de stimuler chaque partie du corps, mais aussi chaque organe ou chaque fonction (respiration, digestion, circulation sanguine, sécrétion hormonale, influx nerveux...).
- Elles tonifient les muscles, les ligaments, les nerfs, les articulations et renforcent le squelette.
- Elles détendent le corps et le mental, soulagent les tensions et les crispations, permettent de lutter contre la fatigue et le stress de la vie moderne.
- Elles dynamisent le métabolisme, luttent contre le surpoids, relancent la circulation sanguine et lymphatique, régularisent les sécrétions d'hormones et de neurotransmetteurs, apportant ainsi un meilleur équilibre biochimique au corps.
- Elles sont un excellent antidote à tous les méfaits de la sédentarité (maux de dos, prise de poids, troubles circulatoires, insomnie, problèmes cardio-vasculaires...).

L'effet d'une posture sur les muscles

Lors de la tenue d'une posture, de nombreux muscles profonds et superficiels sont engagés, en gainage. Exemple ici avec la célèbre posture du Guerrier 1.

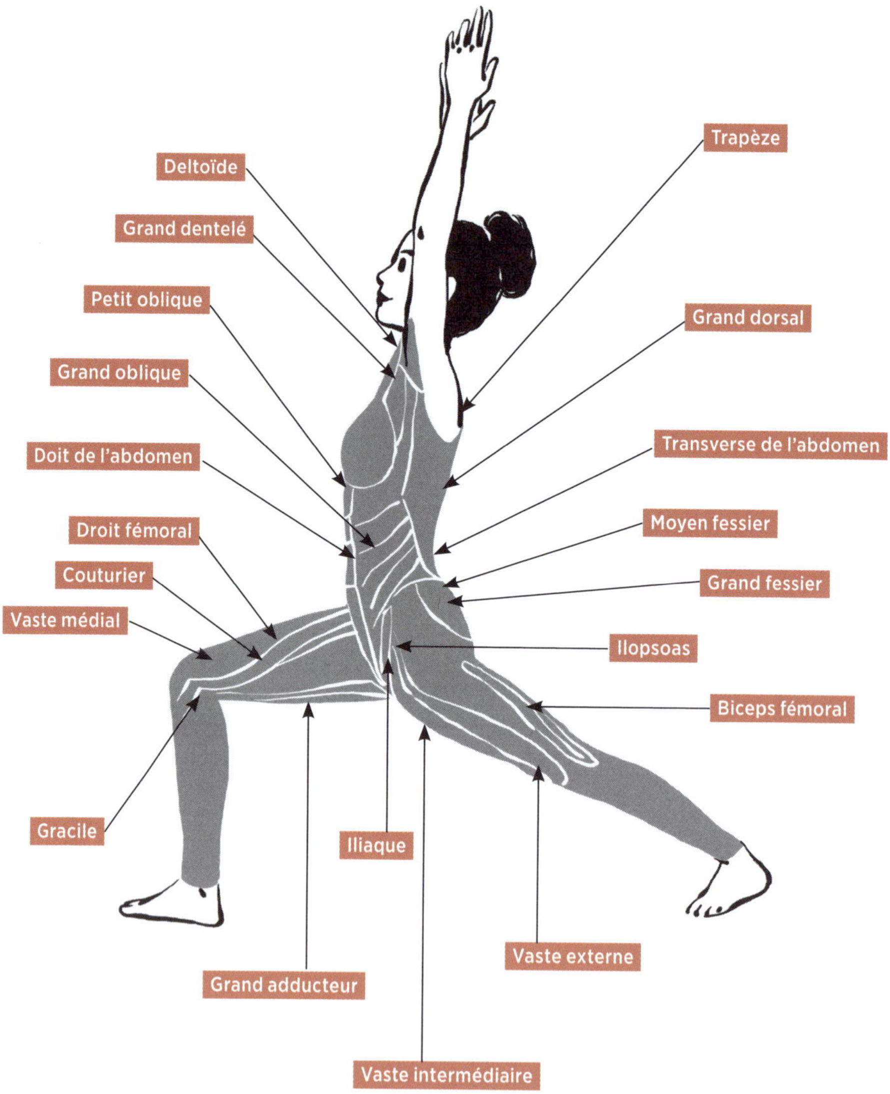

L'effet d'une posture sur le système articulaire

Les postures ont un impact profond sur nos os et nos articulations, qu'elles renforcent et assouplissent. Exemple ici avec la posture de l'Angle étiré.

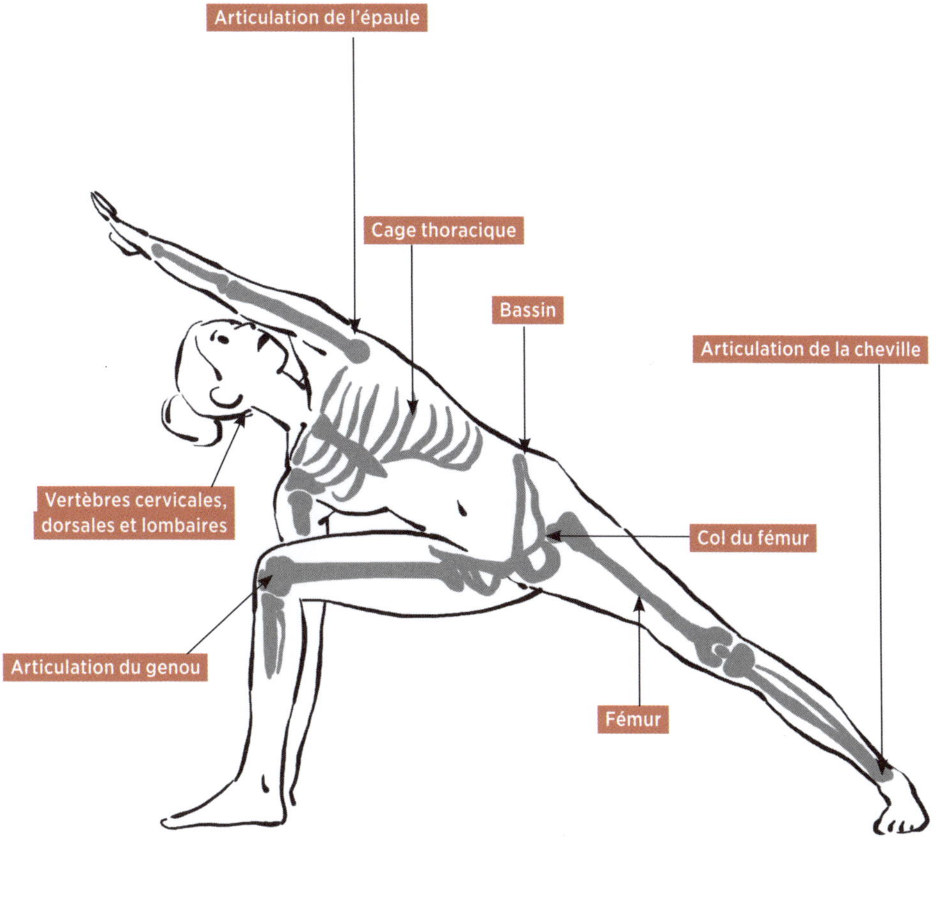

L'effet des postures sur le système nerveux : l'exemple du nerf vague

- Le nerf vague est l'un des principaux nerfs de l'organisme.
- Il relie le cerveau à nos organes vitaux tels que le cœur, les poumons, l'intestin.
- Il a aussi des branches annexes qui interagissent avec le foie, la rate, la vésicule biliaire, les organes génitaux, les reins.
- Il contrôle notre système nerveux parasympathique (réponse de relaxation du corps).
- Il est la voie de communication des émotions entre le cerveau, le cœur et les intestins.
- Il influence la transmission de la sérotonine, la dopamine, l'ocytocine et la noradrénaline, des neurotransmetteurs clés pour l'humeur, la vigilance, l'attention et la motivation.
- Il ralentit le rythme cardiaque après un effort ou un stress.
- Il stimule la sécrétion des sucs gastriques lors de la digestion.
- Il agit sur la contraction du tube digestif. Il est la voie privilégiée de communication entre l'intestin (notre « deuxième cerveau ») et le cerveau.
- Il participe à la réponse anti-inflammatoire du corps : sa stimulation est l'une des nouvelles voies explorées par la médecine pour combattre certaines douleurs ou maladies inflammatoires comme la maladie de Crohn ou les dépressions résistantes aux traitements.

Les dysfonctionnements du nerf vague peuvent entraîner toute une série de problèmes tels que l'obésité, les troubles du rythme cardiaque, les difficultés à la déglutition, les pathologies gastro-intestinales, les troubles de l'humeur, les inflammations chroniques.

Le yoga et le nerf vague

Les postures qui ouvrent la poitrine (extensions) stimulent le nerf vague. Citons notamment :

- Le Chameau
- Le Cobra
- L'Arc
- Le Poisson

Il en va de même des flexions vers l'avant telles que :

- La Pince
- La Tête au genou
- L'Enfant

La respiration yogique complète est également une bonne façon d'activer ce nerf.

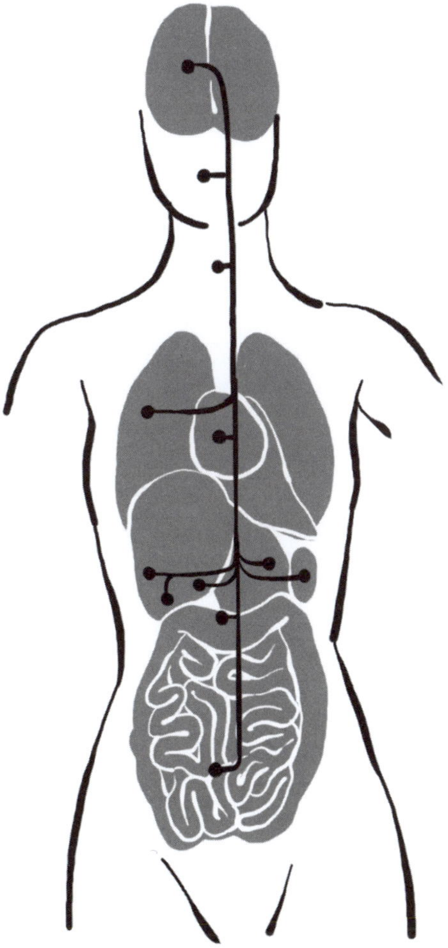

POURQUOI ET COMMENT ÇA SOIGNE ? SOIGNER PAR LA RESPIRATION

Que sont les *pranayamas* ?

- Ce sont des exercices de respiration spécifiques du yoga, que l'on ne retrouve dans aucune autre pratique physique ou mentale.
- Ils tirent leur nom du sanskrit : *prana* (énergie) et *yama* (contrôle ou allongement).
- Ils ont pour but d'améliorer la circulation de l'énergie vitale dans le corps.
- Dans la vie de tous les jours, nous respirons de façon automatique et souvent superficielle, ce qui limite l'oxygénation du sang et l'élimination correcte des déchets. En moyenne, nous absorbons alors environ 0,5 litre d'air à chaque respiration.
- Les pranayamas nous entraînent à focaliser notre attention sur le souffle et à respirer en conscience, à allonger notre inspiration et notre expiration. Lors d'une respiration yogique complète, le volume d'air inspiré est multiplié par dix.
- Il existe plusieurs types de *pranayamas* : la respiration complète, la respiration par narine alternée, la respiration du soufflet, la respiration du crâne brillant, du victorieux, du bourdon... Certains ont un effet plutôt apaisant d'autres plutôt dynamisant ou équilibrant.

Leurs effets

Les *pranayamas* sont des exercices puissants qui améliorent :

- l'oxygénation et la détoxification des cellules,
- la concentration du mental,
- la régulation du système nerveux,
- la vitalité.

Leurs effets physiques sont tangibles :

- ils renforcent la capacité respiratoire des poumons,
- ils massent les organes situés dans le ventre et le bas-ventre,
- ils détendent et/ou renforcent de nombreux muscles : diaphragme, abdominaux, périnée, muscles dorsaux…
- ils stimulent les glandes hormonales.

POURQUOI RESPIRER PAR LE NEZ ?

Le yoga préconise d'inspirer et d'expirer par le nez. L'effet physiologique est avéré car cela permet de stimuler un ensemble de nerfs situés dans les narines et les sinus. L'action sur le cerveau est donc meilleure. Par ailleurs, les narines sont dotées de nombreux petits cils qui captent les poussières et impuretés (virus…) de l'air ambiant, réalisant ainsi un premier filtre protecteur de l'arbre respiratoire. L'air inspiré par le nez est légèrement réchauffé avant d'arriver dans les poumons, ce qui a un effet protecteur de la santé respiratoire.

Quatre respirations santé

La respiration yogique complète : équilibrante

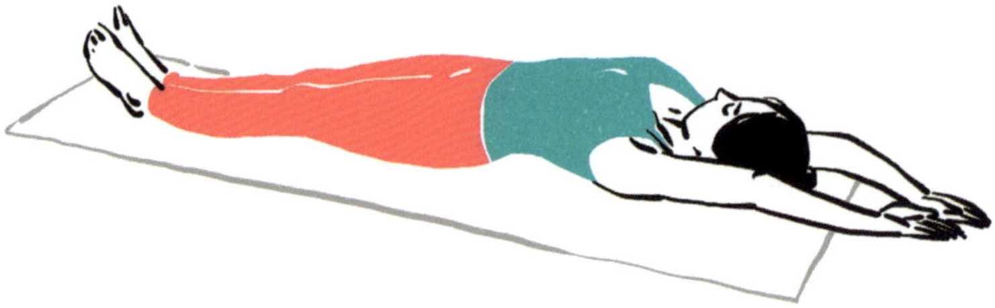

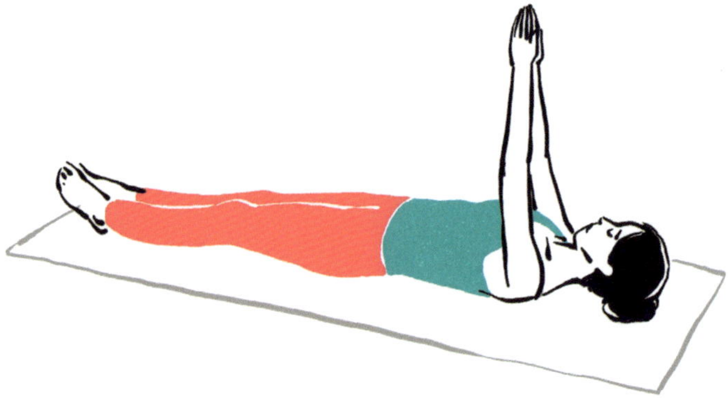

- Allongé sur le sol, inspirez lentement par le ventre en le gonflant. Poursuivez votre inspiration pour amener l'air jusqu'au niveau des côtes qui s'écartent latéralement. L'air continue ensuite de monter jusqu'au niveau des clavicules, qui se soulèvent légèrement.
- À l'expiration, le ventre se rétracte en premier, puis la zone intercostale redescend à son tour, puis les clavicules.
- Pour mieux ressentir, amenez les bras vers l'arrière de la tête sur l'inspiration et ramenez-les vers l'avant sur l'expiration.
- Progressivement, allongez le temps de l'inspiration et le temps de l'expiration. Avec la pratique, vous pourrez rajouter une petite suspension à poumons pleins et à poumons vides.

  ⇨ *Cette respiration équilibre le système nerveux.*

La respiration du Crâne brillant (Kapalabhati) : dynamisante

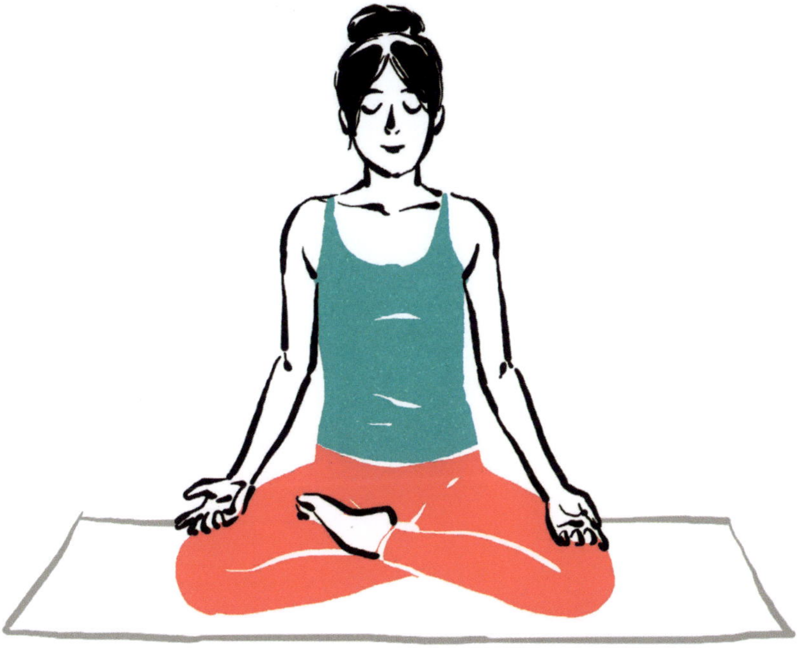

- Assis en tailleur, le dos bien droit, les mains posées sur les genoux, paumes des mains vers le plafond, inspirez lentement et expirez d'un coup sec, en plaquant le nombril vers la colonne vertébrale. L'inspiration suivante se fait librement, sans forcer. Faites une série de 10 respirations de la sorte, respirez ensuite librement 3 fois puis retenez le souffle pendant 10 secondes. Pratiquez ainsi trois séries de 10 respirations *Kapalabhati*. Si vous êtes exercé, augmentez le nombre de respirations (avec des séries de 20, puis 30 puis 50 respirations).
  ⇨ *Cette respiration dynamisante augmente l'énergie vitale, tonifie le cerveau, nettoie les bronches, stimule les abdominaux profonds, lutte contre la constipation et assouplit la cage thoracique.*

La respiration alternée (Nadi Shodana) : harmonisante

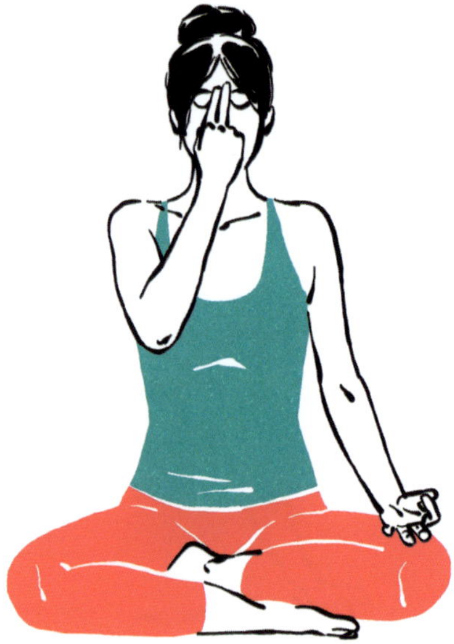

- Assis en tailleur, le dos bien droit, placez le pouce droit près de la narine droite et l'annulaire droit près de la narine gauche, l'index et le majeur sont posés sur le front. La main gauche repose sur le genou gauche. Inspirez par la narine gauche en vous bouchant la narine droite avec le pouce puis expirez par la narine droite en fermant la narine gauche avec l'annulaire. Réinspirez par la narine droite, puis bouchez la narine droite avec le pouce et expirez à gauche après avoir relâché la pression de l'annulaire. Réinspirez à gauche puis bouchez la narine gauche pour expirer à droite puis réinspirez à droite et ainsi de suite en allongeant peu à peu les temps respiratoires. Faites une vingtaine de cycles respiratoires de la sorte.
  ⇨ *Cette respiration harmonise la circulation d'oxygène et d'énergie dans l'hémisphère droit et l'hémisphère gauche du cerveau et dans les canaux énergétiques droit et gauche du corps (Ida et Pingala). Elle est à la fois apaisante et régénérante. Elle équilibre le système nerveux. Elle favorise la concentration et apaise le mental.*

La respiration du Bourdon (Bhramari) : relaxante

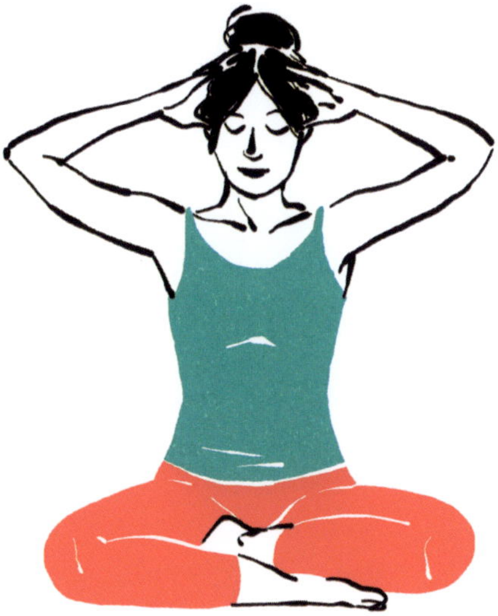

Cette respiration consiste à produire un son qui ressemble à celui du bourdonnement du bourdon, d'où son nom.

- Assis en tailleur, le dos bien droit, fermez les yeux et la bouche et bouchez-vous les oreilles avec vos pouces, les autres doigts posés autour du crâne. Baissez légèrement le menton. Inspirez puis expirez en serrant légèrement la gorge et en émettant le son « mm » en continu.
- Écoutez le son produit et essayez d'en percevoir les différentes composantes. À la fin de l'expiration, inspirez librement. Faites une dizaine de cycles respiratoires de la sorte.
  ⇨ *Ces vibrations sonores sont ressenties dans tout le crâne et la gorge. Elles harmonisent les ondes cérébrales et le système nerveux, à l'image du son OM chanté lors des mantras. Elles calment l'anxiété et favorisent le sommeil.*

IL EXISTE D'AUTRES PRANAYAMAS

- La respiration de feu (*Bastrika*) : dynamisante.
- La respiration du Victorieux (*Ujjayi*) : équilibrante.
- La respiration par la narine droite uniquement (*Surya bhedana*) : réchauffante et dynamisante.
- La respiration par la narine gauche uniquement (*Chandra bhedana*) : apaisante.
- La respiration *Sitali* : rafraîchissante.

POURQUOI ET COMMENT ÇA SOIGNE ?
SOIGNER PAR LA MÉDITATION

Pourquoi méditer ?

Les postures et les respirations doivent progressivement nous amener vers un état d'intériorisation et de concentration, propice à la méditation.

La méditation est un état de « pleine conscience » ou de « pleine présence » dans lequel nous choisissons de diriger délibérément notre attention vers l'intérieur de nous-même pour devenir observateur de notre mental. Il s'agit de prendre conscience des pensées et des émotions qui nous traversent, souvent de façon automatique. Ces dernières peuvent être sources de stress et de tracas (pensées anxieuses par exemple). En état de pleine présence, elles sont simplement observées, sans porter de jugement, sans chercher à leur trouver un sens ou à les décortiquer. Progressivement et avec la pratique, ces pensées et émotions s'apaisent, procurant au corps et à l'esprit des plages de bien-être et de repos.

Comment méditer ?

Pour méditer, il est plus simple de se concentrer sur un point spécifique, qui évite de se laisser « embarquer » par ses pensées ou par une sensation désagréable. Par exemple :

- *la respiration,* en se focalisant sur le rythme de l'inspiration et de l'expiration ;

- *un mantra* (un son ou une suite de sons prononcés à haute voix ou intérieurement), comme le célèbre son Om ;

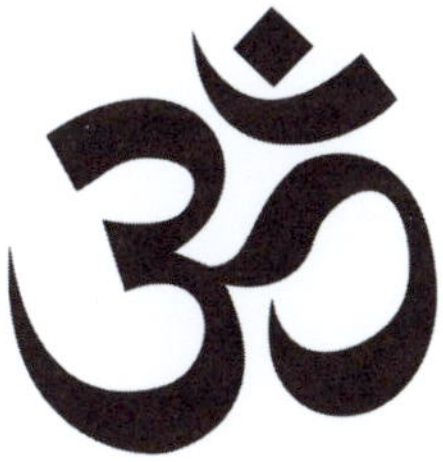

- *une forme extérieure* (un mandala, la flamme d'une bougie…).

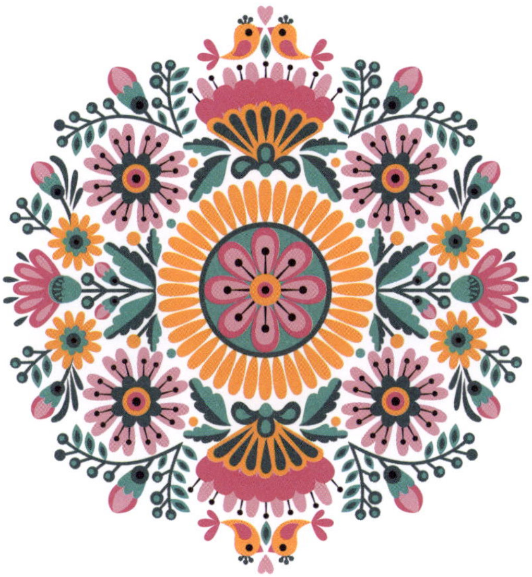

La méditation s'effectue généralement dans la posture emblématique du yoga, celle du Lotus (ou son adaptation, plus simple pour nous Occidentaux : la posture assis en tailleur). Mais elle peut aussi se faire assis sur une chaise, dès lors que le dos reste droit.

Pour en récolter tous les bénéfices, pratiquez régulièrement, un petit temps tous les jours (5 puis 10 puis 15 minutes) dans un endroit calme.

Ses effets

La méditation a des effets positifs avérés sur la santé, maintes fois prouvés par la science :

- elle améliore la gestion du stress et de l'anxiété ;
- elle augmente le seuil de tolérance à la douleur ;
- elle renforce l'immunité ;
- elle aide à prévenir les récidives en cas de dépression ;
- elle améliore toutes les pathologies aggravées par le stress (maladies cardio-vasculaires, hypertension, insomnie, affections dermatologiques comme l'eczéma ou le psoriasis, douleurs chroniques...) ;
- elle calme l'impulsivité et aide à soigner les pathologies qui en découlent : troubles du comportement alimentaire, addictions diverses (tabac...).

Méditez à la bougie

Cet exercice est un classique du yoga, appelé *Tratak* (le regard qui se tourne vers l'intérieur).

- Placez une bougie devant vous, la flamme se situant à hauteur de vos yeux, à une distance d'environ la longueur d'un bras. En position assise, le dos droit, fixez la flamme aussi longtemps que possible sans cligner des yeux. Restez bien concentré et si votre esprit divague, ramenez le doucement vers votre objet de concentration. Au bout d'une minute ou lorsque vos yeux commencent à fatiguer, fermez-les. Vous verrez alors la flamme s'inscrire sur l'écran de vos paupières. Continuez à la fixer. Si l'image devient moins nette, visualisez-la pour la faire ressurgir dans votre mental. Quand vous n'arrivez plus à la visualiser, ouvrez les yeux et concentrez à nouveau votre regard sur la flamme.
- Reprenez cet exercice 3 à 4 fois de suite.
- Pour terminer la pratique, frottez vos paumes de main l'une contre l'autre pour les réchauffer puis appliquez-les sur les yeux (technique du palming) pour détendre vos orbites.

  ⇨ *Vous pouvez aussi pratiquer cet exercice avec une fleur ou un mandala.*

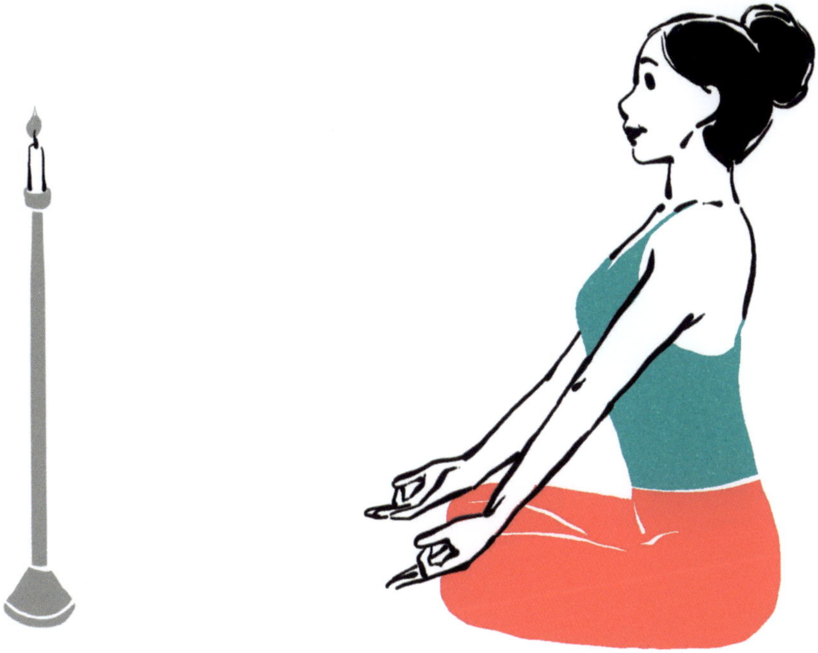

Les bénéfices

- L'immobilité des yeux entraîne le calme mental.
- *Tratak* améliore la concentration et permet de mieux contrôler le flux des pensées.
- Il relaxe le corps et procure un profond sentiment de paix intérieure, comme si la bougie nous éclairait de l'intérieur.
- Effectué le soir et dans la pénombre, il facilite l'endormissement et procure un sommeil de meilleure qualité.
- Effectué au petit matin, il permet de commencer la journée sur une note zen.

POURQUOI ET COMMENT ÇA SOIGNE ? HARMONISER LES CIRCULATIONS D'ÉNERGIE DANS LE CORPS

À la découverte du *prana*, l'énergie vitale

Le but des postures et des exercices respiratoires est de nous maintenir en bonne santé et de nous élever sur le plan spirituel. Ils favorisent en effet une circulation harmonieuse de l'énergie vitale dans le corps, l'esprit et l'âme. En sanskrit, cette énergie se nomme *prana*. Elle se diffuse dans l'ensemble du corps à travers des canaux subtils, les *nadis*.

Il existe 72 000 *nadis*, dont les trois principaux se trouvent autour et dans la colonne vertébrale.

- À gauche : *Ida*, correspond à l'énergie lunaire et féminine de l'être. Elle est activée en respirant par la narine gauche.
- À droite : *Pingala* correspond à l'énergie solaire et masculine de l'être. Elle est activée en respirant par la narine droite.
- Au centre : *Shushumna* est le canal central sur lequel sont situés les 7 chakras. Ce canal est activé lorsque l'énergie s'écoule correctement dans les deux canaux de droite et de gauche et dans les chakras.

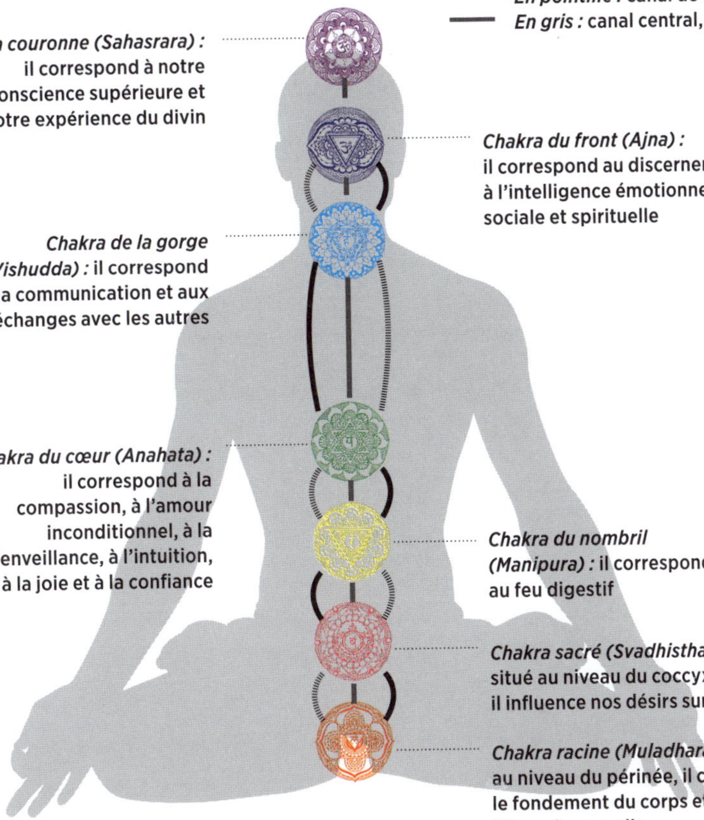

LA *KUNDALINI*, C'EST QUOI ?

Selon le yoga, l'être humain est un petit cosmos à lui tout seul, un microcosme. L'énergie divine habite en lui. Mais elle est endormie, latente et enroulée sur elle-même comme un serpent (*kundalini* en sanskrit), à la base de la colonne vertébrale (Chakra racine). Cette énergie, symbolisée par la déesse Shakti, n'aspire qu'à une chose : s'éveiller pour aller rejoindre son seigneur, Shiva, situé au sommet du crâne (le Chakra coronal). Le yoga est l'un des moyens octroyés aux hommes pour réaliser cet éveil, encore appelé *Samadhi*.

Les 7 chakras

On distingue 7 chakras principaux, qui se situent le long de la colonne vertébrale.

Ils sont chacun reliés à une glande hormonale, une couleur, un élément, une qualité de l'être.

Ils nous définissent en tant qu'être humain dans notre globalité :
- les 3 premiers chakras sont associés à notre personnalité ;
- les 4e, 5e et 6e chakras définissent notre esprit ;
- le 7e chakra représente notre âme.

Pour que nous soyons en bonne santé physique, mentale et spirituelle, nos chakras doivent être équilibrés. Il faut les imaginer comme des roues énergétiques qui tournent à une certaine fréquence. De nombreux facteurs peuvent venir les perturber (nos modes de vie, nos pensées, nos émotions, nos actes...) et les conduire à tourner soit trop lentement, soit trop vite. Il en découle alors des troubles qui peuvent être somatiques mais aussi psycho-émotionnels. Parmi les façons de les équilibrer on trouve le yoga et la méditation bien sûr, mais aussi une alimentation saine ou encore les huiles essentielles (voir p. 63).

Le 1er chakra : situé au niveau du coccyx à la base de la colonne vertébrale, il est associé aux surrénales. Encore appelé « Chakra racine », il nous relie d'un point de vue énergétique à la terre et contrôle notre énergie de base, notre confiance, notre sentiment de sécurité, notre rapport à l'argent, à la matérialité. Sa couleur est le rouge.

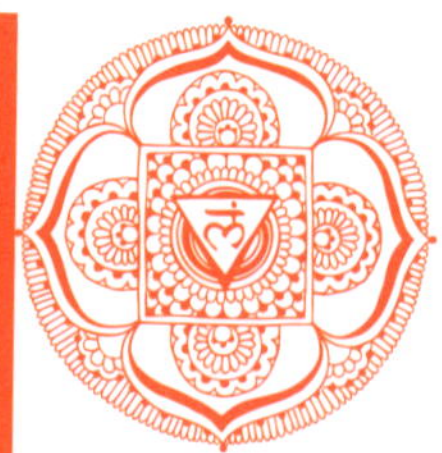

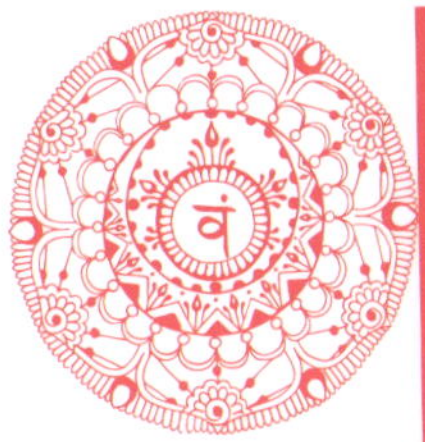

Plaisir

Le 2e chakra : situé à la base du sacrum, à l'arrière du pubis, ce chakra est associé aux glandes sexuelles (ovaires et testicules) et nous relie à l'élément Eau. Encore appelé « Chakra sacré », il est le siège de notre plaisir. Il est associé au ressenti, aux sentiments, à la nourriture, l'appétit, la libido, la créativité et la fécondité. Sa couleur est l'orange.

Ego

Le 3e chakra : situé au niveau du plexus solaire, ce chakra est associé au pancréas et relié à l'élément Feu. Il est le siège de notre volonté et gère notre rapport au pouvoir, l'image que nous avons de nous-même, notre intellect, notre système nerveux et notre digestion. Sa couleur est le jaune.

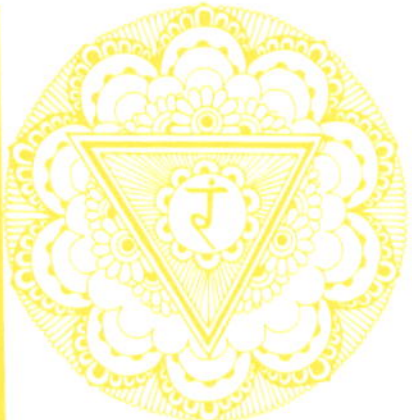

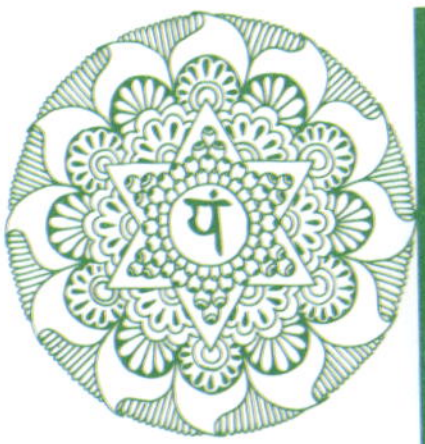

Amour et gratitude

Le 4e chakra : situé au niveau du cœur, il est relié au thymus, glande de l'immunité, et à l'élément Air. Il est le siège de l'amour de soi et des autres, de la joie et de la gratitude, de l'intuition, de la confiance inébranlable en la vie, de la vie émotive. Sa couleur est le vert.

Expression et écoute

Le 5e chakra : situé dans la gorge, il est relié à la thyroïde et à l'élément Éther. Il gère notre pouvoir d'expression, mais aussi notre écoute intérieure et commande notre quête de vérité. Sa couleur est le bleu turquoise.

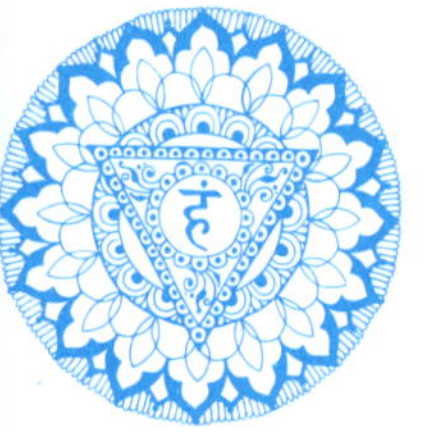

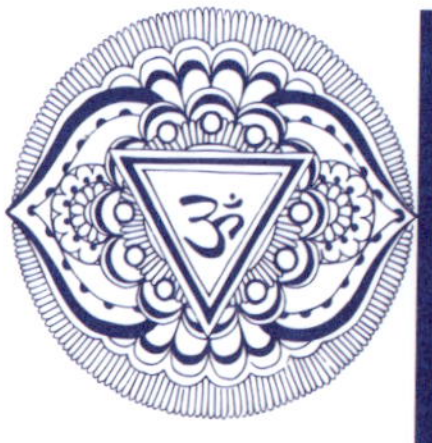

Clarté d'esprit

Le 6e chakra : situé entre les sourcils, on le qualifie également de « 3e œil ». Il est relié à l'hypophyse, glande qui contrôle l'ensemble du système hormonal. Siège de l'intériorité, il nous permet d'atteindre la paix profonde, la clarté d'esprit, le pardon, le discernement. Il nous ouvre au sens de la vie. Sa couleur est le bleu indigo.

Pleine conscience, éveil

Le 7e chakra : situé au sommet de la tête, on le nomme également « Chakra couronne ». Il est lié à l'épiphyse, petite glande qui régule nos rythmes intérieurs grâce à sa sensibilité à la lumière. Il représente la pleine conscience, la réalisation de soi et l'ouverture au divin. Il est associé à la spiritualité et à la lumière intérieure. Sa couleur est le violet ou l'or.

Équilibrer les 7 chakras

Très sensibles, nos petites roues énergétiques peuvent se désynchroniser, d'où l'apparition de divers troubles. Les pratiques du yoga sont destinées à les réharmoniser.

> **À NOTER**
>
> **Certaines postures ou pratiques équilibrent l'ensemble des chakras. C'est le cas de la respiration yogique complète, de la Salutation au soleil et des postures qui étirent tout le dos comme la Pince avant ou la flexion avant debout.**

1er chakra

1

Les troubles qui lui sont associés :

- Problèmes intestinaux, osseux et articulaires
- Douleurs lombaires, sciatiques
- Troubles du comportement alimentaire et du poids
- Troubles de la circulation veineuse, varices
- Manque de confiance en soi ou de courage
- Instabilité
- Cupidité
- Peur du changement

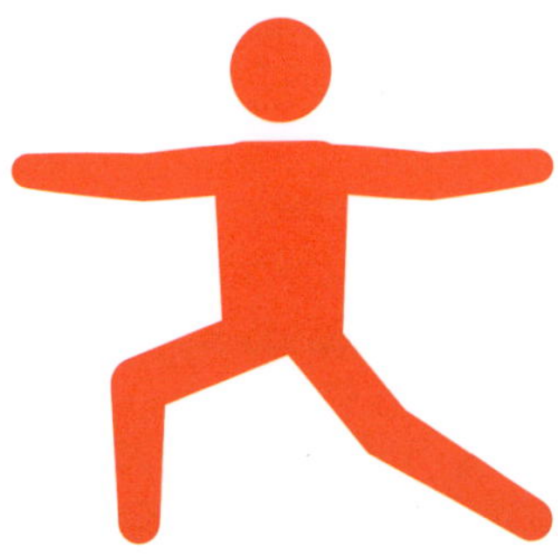

Les postures et pratiques qui l'équilibrent :

- Le Guerrier
- Le Triangle
- L'Arbre
- La Montagne
- La Chaise
- L'Enfant
- La Guirlande
- *Mula Bandha*

2e chakra

Les troubles qui lui sont associés :

- Problèmes sexuels
- Problèmes urinaires
- Problèmes gynécologiques
- Troubles de la fertilité
- Douleurs lombaires
- Colère, jalousie, avidité
- Attachement et dépendance aux autres

Les postures et pratiques qui l'équilibrent :

- Le Seigneur de la danse
- Le Poisson
- Le Pont
- Le Héros couché
- Le Papillon
- Le Bébé heureux
- La Guirlande
- Le Triangle en torsion
- *Mula Bandha*

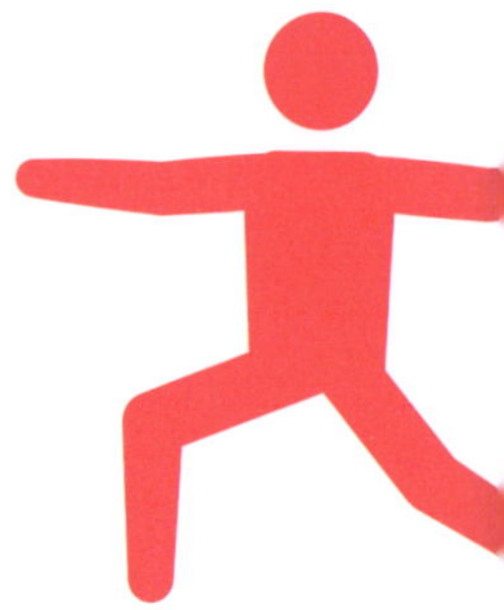

3e chakra

Les troubles qui lui sont associés :

- Troubles de la digestion
- Troubles nerveux, insomnie
- Épuisement

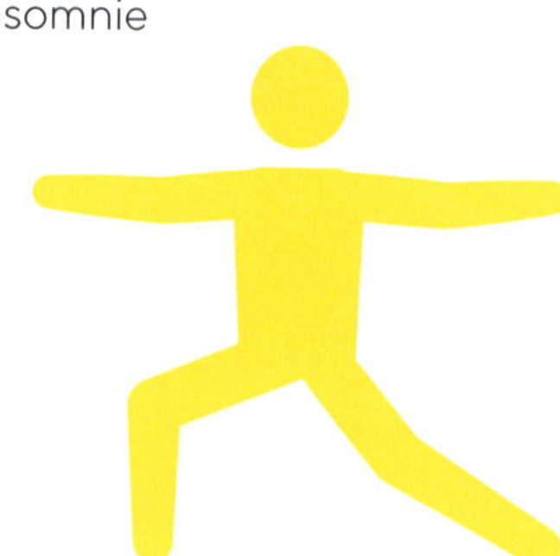

Les postures et pratiques qui l'équilibrent :

- L'Arc
- Le Bateau
- Le Chien tête en haut
- La Sauterelle
- Les torsions
- *Bastrika* (la respiration de feu) et *Kapalabhati* (crâne brillant)
- *Uddiyana Bandha*

4

4e chakra

Les troubles qui lui sont associés :

- Problèmes cardiaques et circulatoires
- Problèmes respiratoires et pulmonaires
- Troubles dermatologiques
- Inquiétudes et angoisses
- Pensées suicidaires
- Repli sur soi
- Instabilité affective
- Passions incontrôlées

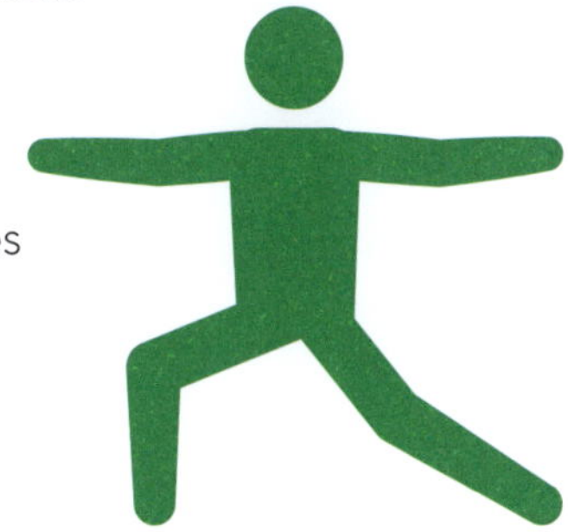

Les postures et pratiques qui l'équilibrent :

- Le Chameau
- Le Cobra
- Le Chien tête en haut
- L'Arc
- Le Poisson
- La posture du Cœur aimant
- La respiration de cohérence cardiaque
- Les mantras

5

5e chakra

Les troubles qui lui sont associés :

- Problèmes ORL
- Bégaiement
- Hyper et hypothyroïdie
- Problèmes buccaux et dentaires
- Manque de concentration
- Hyperactivité
- Problème d'élocution

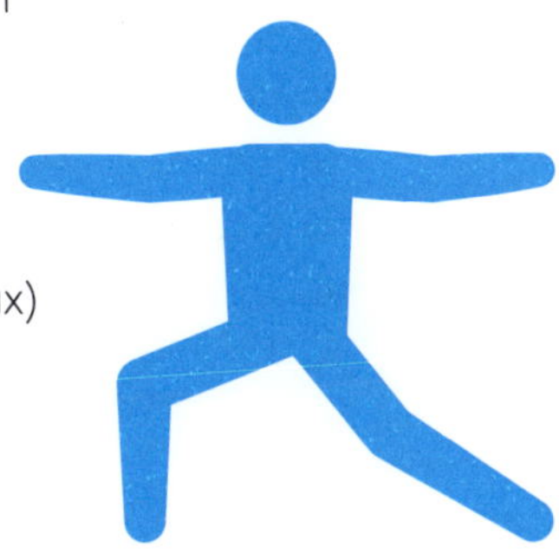

Les postures et pratiques qui l'équilibrent :

- La Chandelle
- La Charrue
- Le Poisson
- Le Chameau
- La respiration *Ujjayi* (respiration du victorieux)
- *Jalandhara Bandha*
- Les mantras

6

6e chakra

Les troubles qui lui sont associés :

- Troubles ophtalmologiques
- Sinusites
- Migraines et céphalées
- Troubles du sommeil
- Maladies mentales
- Troubles de la mémoire

Les postures et pratiques qui l'équilibrent :

- L'Enfant
- La posture sur la tête
- La méditation à la bougie (*Tratak*)
- La respiration alternée
- Les mantras

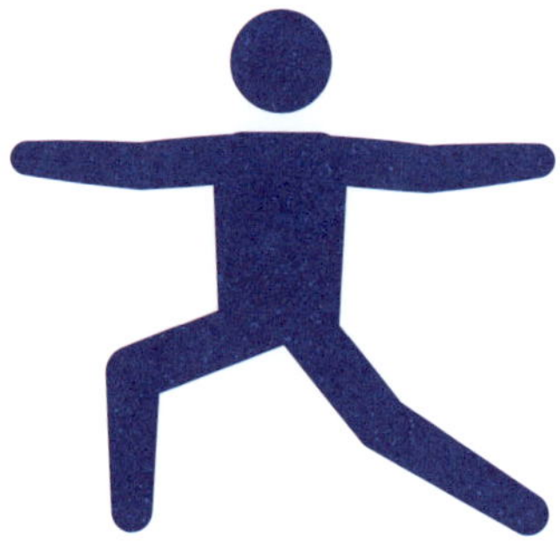

7

7e chakra

Les troubles qui lui sont associés :

- Les affections dermatologiques
- La dépression
- la dépression saisonnière
- Les troubles du système nerveux
- L'égocentrisme
- L'absence de spiritualité

Les postures et pratiques qui l'équilibrent :

- La posture sur la tête
- Le Chien tête en bas
- La flexion avant debout
- La méditation
- Les mantras

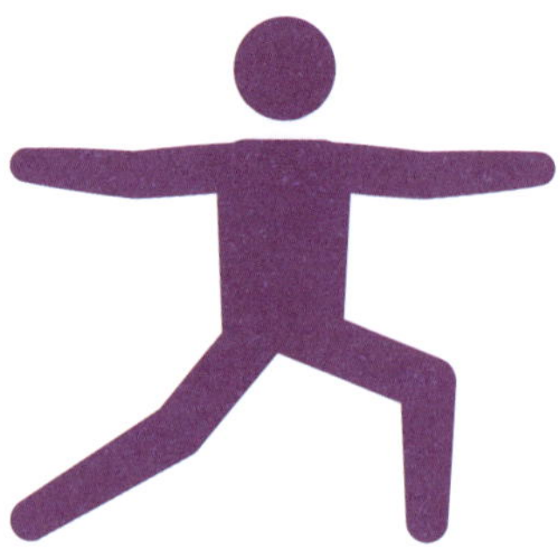

Les *bandhas* pour concentrer l'énergie

Bandha signifie « retenu » en sanskrit. Ils sont au nombre de trois : situés au niveau du périnée (*Mula Bandha*), de l'estomac (*Uddiyana Bandha*) et de la gorge (*Jalandhara Bandha*). Ces *bandhas* concentrent l'énergie en un lieu précis, pour permettre sa meilleure circulation à travers le canal central (*Sushumna*).

Pour réaliser *Mula Bandha*

Allongez-vous au sol sur le dos, genoux pliés et pieds par terre. À l'expiration, contractez l'anus (comme si vous vouliez retenir un gaz), le méat urinaire (comme si vous vouliez retenir une envie d'uriner). Relâchez à l'inspiration puis reprenez l'exercice à l'expiration, plusieurs fois de suite. Vous sentez le périnée se contracter, l'os du pubis se rapprocher du sacrum. Une fois que vous sentez bien la contraction, vous pouvez la pratiquer en position debout

Les bénéfices : *Mula Bandha* active le périnée, prévient l'incontinence et assure la bonne santé de l'appareil urogénital. Il renforce l'énergie vitale de base, associée aux premier et deuxième chakras. Il procure un sentiment de confiance et d'ancrage.

Les précautions : *Mula Bandha* doit être pratiqué avec prudence en cas d'hyperactivité mentale. À éviter pendant les règles.

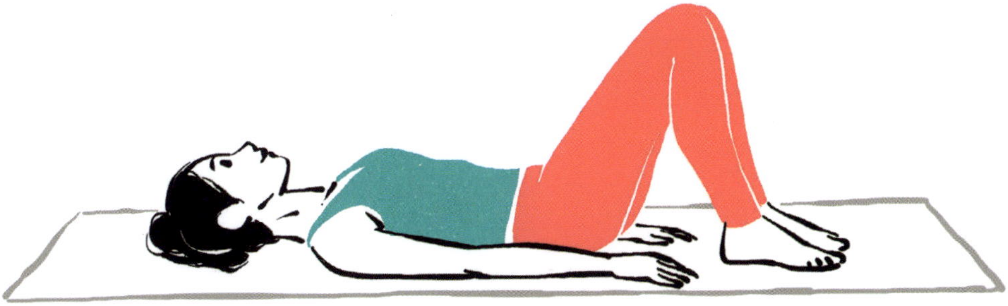

Pour réaliser *Uddiyana Bandha*

Placez-vous debout, les pieds légèrement écartés. Penchez-vous légèrement vers l'avant en pliant un peu les genoux et en posant les mains sur les cuisses. Baissez le menton entre les clavicules. Inspirez profondément et expirez d'un coup sec, pour expulser tout l'air des poumons. Restez poumons vides (sans réinspirer) et aspirez tout le ventre contre la colonne vertébrale. Pour cela, contractez fortement les abdominaux et remontez-les vers le sternum, sous les côtes. Relaxez à nouveau le ventre en réinspirant. Refaites l'exercice 6 à 7 fois de suite.

Les bénéfices : panacée pour la santé digestive, *Uddiyana Bandha* stimule l'activité du pancréas, du foie, de l'estomac et des intestins. Il active le 3e chakra et le « feu digestif », clé de la bonne santé en ayurvéda.

Les précautions : éviter la pratique d'*Uddiyana Bandha* pendant la grossesse, en cas d'ulcère gastrique, de hernie hiatale, de maladie digestive, d'hypertension ou de glaucome.

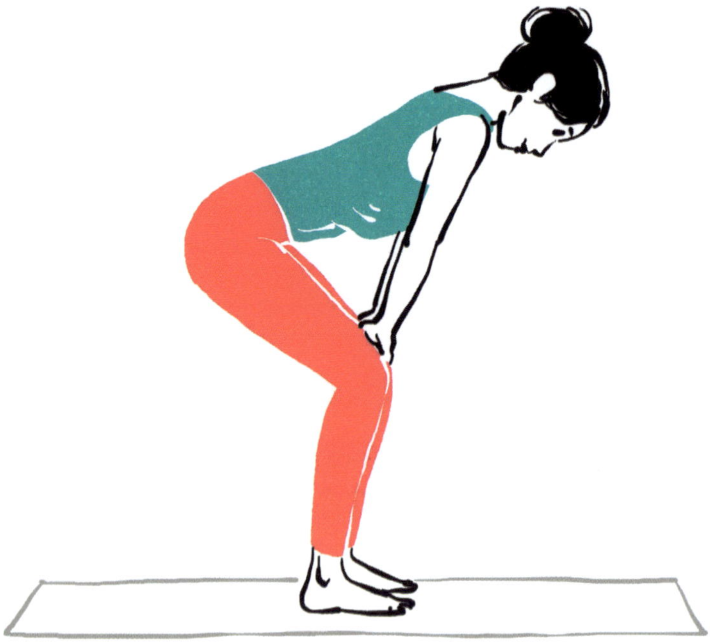

Pour réaliser *Jalandhara Bandha*

Asseyez-vous en tailleur, les mains posées sur les cuisses. Inspirez et retenez le souffle tout en penchant le menton vers les clavicules et en pressant les mains sur les cuisses, pour tendre les bras et lever les épaules, sans forcer. Relâchez la pression des mains et redressez le menton à l'expiration. Répétez l'exercice 6 à 7 fois de suite.

Les bénéfices : *Jalandhara Bandha* stimule la thyroïde et, de ce fait, contribue à réguler l'ensemble du métabolisme. Il procure une grande relaxation mentale et permet de surmonter le stress, l'anxiété et les émotions négatives comme la colère. Il favorise l'intériorisation et la concentration et aide à entrer en état de méditation.

Précaution : il est à éviter si vous souffrez de vertiges ou d'hypertension.

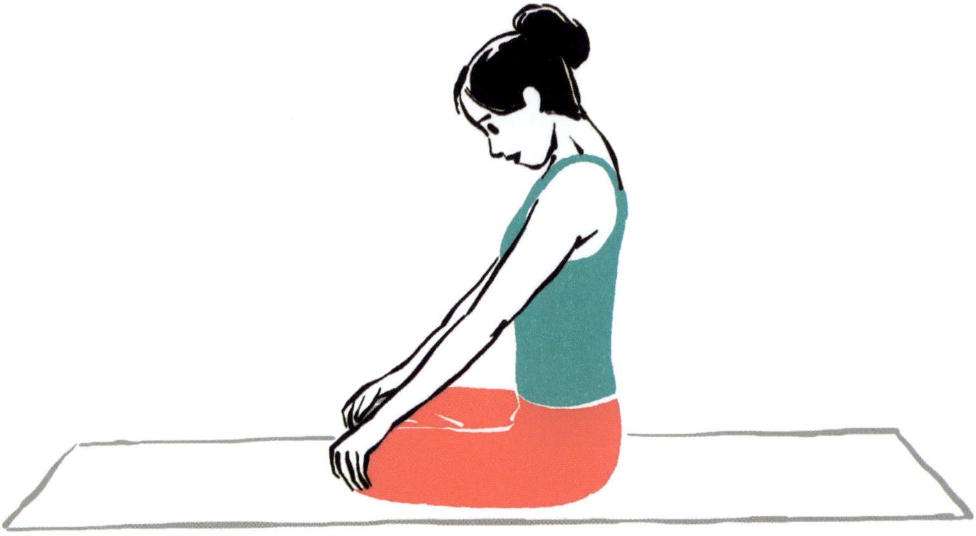

Les mudras pour canaliser l'énergie

Les mudras sont des gestes subtils effectués avec les doigts et les mains en vue de canaliser l'énergie dans le corps, de la fluidifier et de la faire circuler plus librement. Ces gestes bienfaisants remontent à l'époque védique et ont plus de 3 000 ans d'existence. Ils sont souvent qualifiés de « yoga des doigts », capables d'équilibrer nos émotions et d'améliorer notre bien-être. Ils renforcent notre concentration et notre intériorisation.

Selon la médecine traditionnelle indienne (ayurvéda), chaque doigt est en effet relié à un élément, dont la quantité dans notre corps influence la santé.

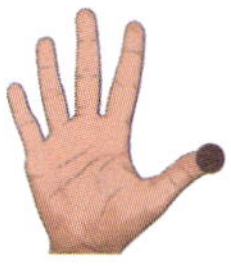

- ☯ Le pouce est relié à l'élément Feu et au 3e chakra

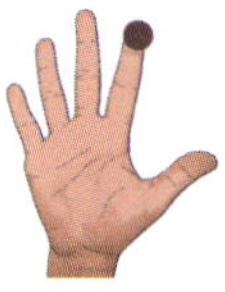

- ☯ L'index est relié à l'élément Air et au 4e chakra

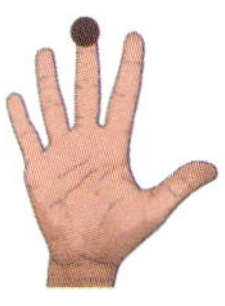

- ☯ Le majeur est relié à l'élément Éther et au 5e chakra

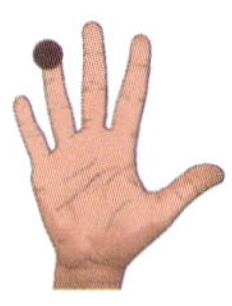

- ☯ L'annulaire est relié à l'élément Terre et au 1er chakra

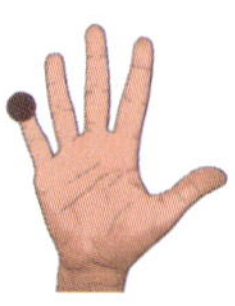

- ☯ L'auriculaire est relié à l'élément Eau et au 2e chakra

Par la mobilisation des doigts, on arrive à réguler chaque élément et à agir sur les 5 premiers chakras du corps. Les mudras sont toujours effectuées dans la concentration et en respirant en conscience, ce qui active le 6e chakra (ou 3e œil).

Quelques exemples de mudras

Chin Mudra

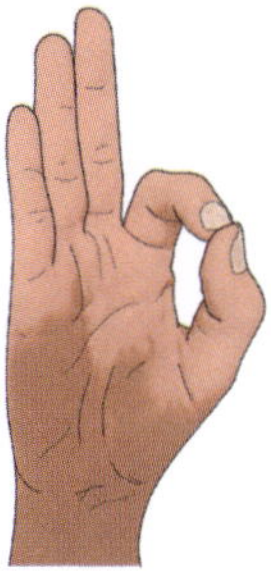

La mudra de la sagesse se pratique en joignant le pouce et l'index, les trois autres doigts étant étirés et les paumes des mains orientés vers le ciel. Il signifie l'union du Soi (l'index) avec l'univers (le pouce). C'est un geste souvent associé à la posture de méditation en tailleur ou en lotus.

Anjali Mudra

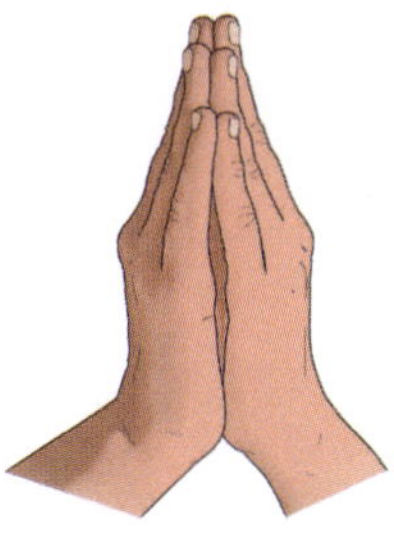

La mudra de la prière s'effectue en joignant les paumes des mains au niveau du cœur. Elle invite au recueillement, amène le calme et la paix et équilibre tous les systèmes du corps.

Apana mudra

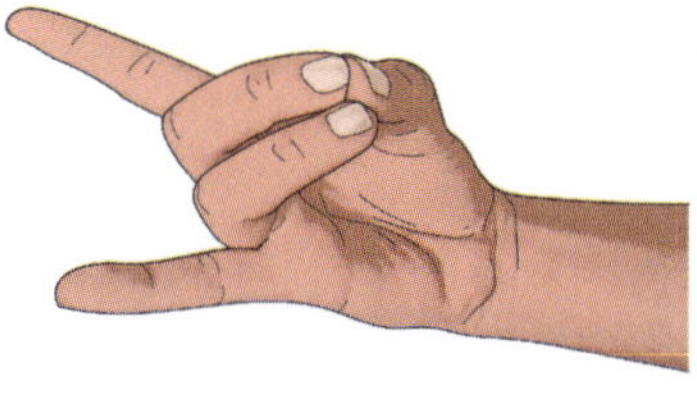

Elle s'effectue en joignant l'annulaire, le pouce et le majeur, les deux autres doigts restant droits. Elle améliore le transit et favorise l'élimination des toxines.

Prana mudra

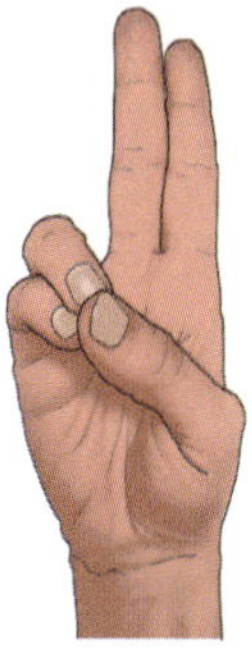

Elle s'effectue en reliant le pouce, l'annulaire et l'auriculaire, les deux autres doigts restant relevés. Elle renouvelle l'énergie vitale.

Madhyama mudra

Elle s'effectue en amenant les deux majeurs en contact bout à bout, pour stimuler le feu digestif et aider à digérer.

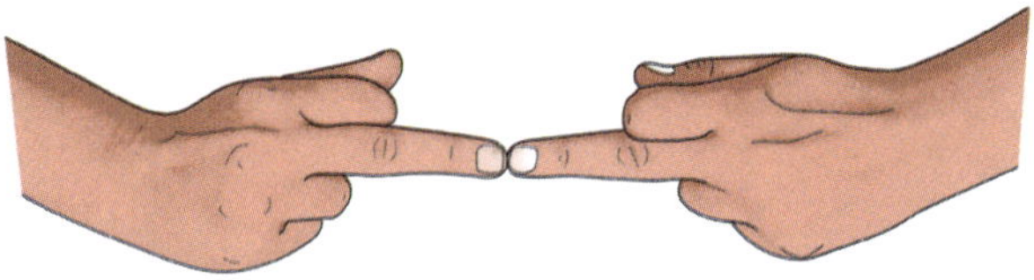

Prithivi Mudra

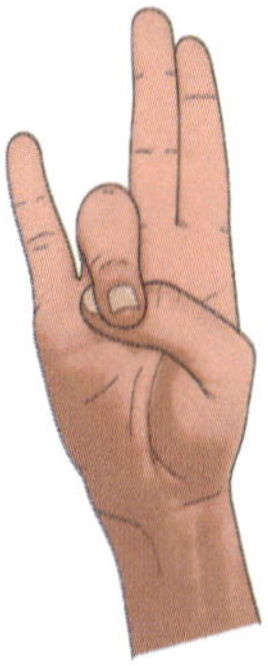

Également appelée Sceau de la Terre, cette mudra s'effectue en joignant le pouce et l'annulaire. Elle donne du courage, de la force intérieure, aide à s'enraciner et à se sentir en sécurité.

POURQUOI ET COMMENT ÇA SOIGNE ?
LE POUVOIR DE LA VISUALISATION

Surmonter les pensées négatives

Un des buts du yoga est le contrôle de notre mental et de sa production incessante de pensées et d'émotions. Pour cela, la pratique nous apprend à nous concentrer, nous centrer et nous intérioriser pour devenir notre propre observateur.

Nos pensées et émotions sont une source d'énergie pour le corps, tout comme les aliments que nous ingérons ou l'air que nous respirons.

Lorsqu'elles sont positives, elles le nourrissent en bonne énergie, comme le fait l'air pur ou une alimentation saine et gorgée de vitamines.

Les pensées et émotions négatives, à l'inverse, dépriment le corps et l'esprit au même titre qu'une alimentation dévitalisée et polluée ou qu'un air vicié.

Malheureusement, notre mental a pour penchant naturel de produire plus de pensées anxieuses que de pensées positives. Typiquement, les « Je ne suis pas assez ceci... », « Je n'ai pas assez de cela... », « Je n'ai pas réussi... », « J'aurais dû... »... tourmentent notre esprit. Ces pensées génèrent des émotions de peur, d'angoisse, de colère, de jalousie... La plupart du temps, nous ne sommes pas conscients de ce phénomène. Méditer est une façon d'en prendre conscience pour s'en libérer.

Visualiser pour activer le pouvoir guérisseur des pensées

La visualisation créatrice prend le contre-pied des pensées automatiques et entretient en nous la pensée positive. Elle aide à se maintenir en bonne santé ou à surmonter la maladie. Il suffit de pratiquer quelques minutes par jour pour en engranger les bénéfices.

La visualisation de la Lune pour s'apaiser

Assis en tailleur ou sur une chaise, le dos redressé, les mains posées sur les genoux. Concentrez-vous sur un point situé entre vos sourcils. Imaginez que vous êtes à la plage, la nuit. À l'horizon la pleine lune est montante et baigne tout le paysage d'une lumière lunaire très blanche. La lune est devant vous. Inspirez lentement, et imaginez la lumière de la lune entrer par votre front. Expirez et sentez l'énergie de la lune qui vibre dans toute votre tête. Réinspirez, en concentrant cette fois-ci toute la lumière en un seul point au centre de votre cerveau. Expirez cette lumière par le sommet de votre tête et imaginez qu'elle vient recouvrir tout votre corps de paix et de tranquillité. Faites plusieurs respirations de la sorte en poursuivant cette visualisation.

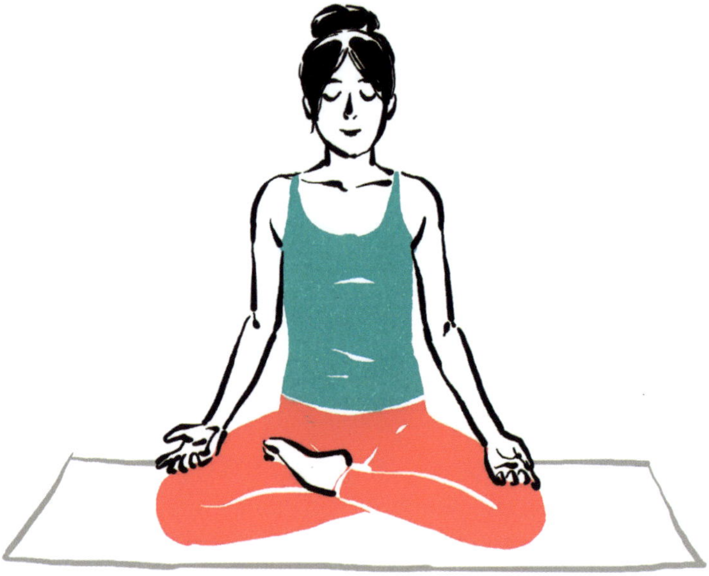

La visualisation de l'eau purificatrice

Assis en tailleur ou sur une chaise, le dos redressé, les mains posées sur les genoux. Inspirez et expirez tranquillement par le nez pour vous relaxer et focaliser votre esprit.

Fermez vos yeux et dans cet état de calme intérieur, imaginez un profond bassin, source de vitalité et d'énergie. Inspirez et ressentez cette énergie comme un flot de lumière liquide qui se répand en vous, depuis la plante des pieds jusqu'au sommet de la tête. Elle remonte le long de votre colonne vertébrale, atteint le crâne, y jaillit en fontaine puis redescend en cascade sur tout votre corps pour le nettoyer. À chaque inspiration, vous vous sentez revitalisé. À chaque expiration, vous vous sentez purifié. Faites plusieurs respirations de la sorte en poursuivant cette visualisation.

La visualisation de l'énergie de guérison

Assis en tailleur ou sur une chaise, le dos redressé, les mains posées sur les genoux. Inspirez et expirez tranquillement par le nez pour vous relaxer et focaliser votre esprit.

Fermez vos yeux et dans cet état de calme intérieur, imaginez une énergie colorée qui entoure votre corps, comme une aura protectrice. Visualisez sa couleur : blanche, dorée, argentée ou toute autre couleur qui vous convient. Au fur et à mesure de vos respirations, cette aura se rapproche de votre enveloppe corporelle, jusqu'à en épouser les contours. Peut-être en sentez-vous la chaleur, l'effleurement sur votre peau. Puis elle pénètre à travers votre épiderme. De là, elle se répand dans votre flux sanguin puis dans vos organes, dans vos nerfs, votre moelle épinière, votre cerveau. Elle infiltre chacune de vos cellules pour y répandre sa couleur, sa chaleur, son aura de guérison. Faites plusieurs respirations de la sorte tout en poursuivant votre visualisation.

LA PENSÉE SOIGNE, C'EST DÉMONTRÉ !

Loin d'être une vue de l'esprit, ce pouvoir créateur de la pensée et de l'imaginaire a pu être démontré de façon scientifique. Ainsi, on a pu mettre en évidence que le simple fait de s'imaginer en train d'effectuer un effort physique muscle la partie du corps activée par la pensée. L'effet placebo est un autre exemple : croire en l'efficacité d'un médicament explique jusqu'à 40 % de l'effet de ce traitement. Visualiser la guérison augmente les chances de mieux se porter.

L'ALIMENTATION SANTÉ DU YOGI

Pour maintenir ou recouvrer la santé, accordez un soin tout particulier à votre alimentation. C'est là votre première médecine.

Selon les recommandations de l'ayurvéda (médecine traditionnelle indienne), le yogi devrait privilégier une alimentation essentiellement végétale, qui met surtout l'accent sur la qualité vibratoire des aliments.

À privilégier

Les aliments dits *sattviques* car ils donnent de la pureté, de la joie, de la légèreté, de l'équilibre. Faciles à assimiler et à digérer, ils doivent constituer la base de notre alimentation.

⇨ *Ce sont les fruits, les légumes, les graines germées, les herbes fraîches, les noix et graines, le soja vert, les céréales, le riz, le lait et le miel, les tisanes de plantes...*

À consommer avec modération

Les aliments dits *rajasiques* donnent de l'énergie, de la force et du dynamisme. Mais les consommer en excès peut aboutir à l'agitation, à la colère, à la confusion. On y aura surtout recours lorsque le corps a besoin d'être tonifié (en hiver par exemple).

⇨ *Ce sont les plats marinés ou avec des sauces riches, les aliments salés, épicés ou piquants : les oignons, le gingembre, le piment, le poivre, l'ail, les lentilles, les pois chiches, le thé et le café, le chocolat, le vin, le sucre raffiné.*

À limiter

Les aliments dits *tamasiques* procurent de l'inertie et alourdissent la digestion. Ils apportent de la constitution au corps, mais ne doivent être consommés qu'occasionnellement.

⇨ *Ce sont essentiellement les produits carnés, les œufs, les fromages, les aliments frits ou fermentés, les plats industriels, les restes alimentaires, les alcools forts.*

L'AYURVÉDA, COUSINE DU YOGA

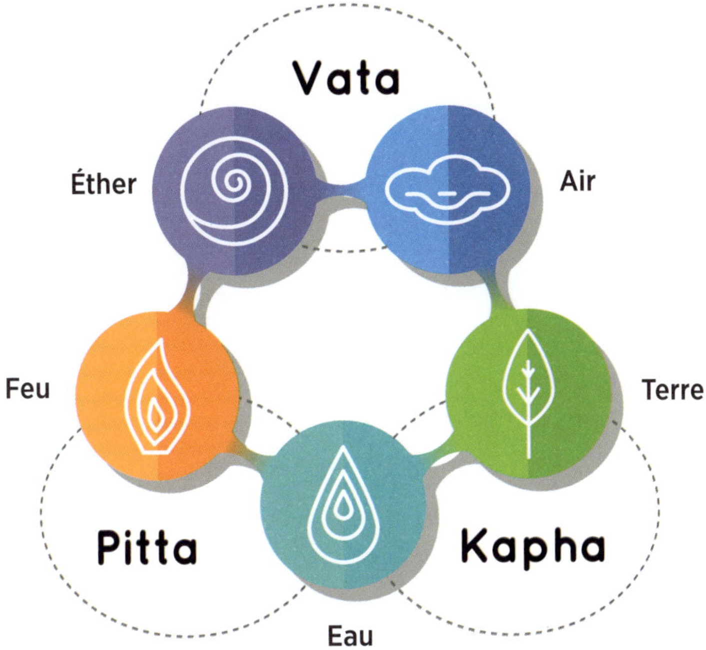

La première médecine de l'Inde

La philosophie holistique du Yoga santé est très proche de celle de l'ayurvéda, la médecine traditionnelle indienne, née il y a plus de 5 000 ans en Inde. Reconnue par l'OMS (Organisation mondiale de la santé), l'ayurvéda est aujourd'hui encore la première médecine pratiquée en Inde.

Selon cette « Science de la vie », l'homme est formé d'humeurs biologiques (les trois *Doshas*) qui expriment en nous la présence des 5 éléments naturels : l'Air, le Feu, la Terre, l'Eau et l'Éther. Nous sommes tous constitués des 3 *Doshas*, mais nous en avons un ou deux qui prédominent. Le praticien en ayurvéda a appris à les identifier grâce à la prise du pouls. Leur bon équilibre est garant de la bonne santé.

Le but de tout soin ayurvédique consiste à maintenir ou rétablir l'équilibre entre trois éléments-clés : les *Doshas* (les 3 humeurs biologiques *Vata*, *Pitta* et *Kapha*), les *Dhatus* (les 7 tissus de l'organisme : le plasma, le sang, les muscles, les graisses, les os, la moelle osseuse et le tissu reproducteur) et les *Malas* (les déchets : sueurs, urines, selles). L'harmonie de ces trois éléments dans le corps apporte la santé.

Pour cela, l'ayurvéda utilise la diététique (aliments, épices, saveurs), les massages (*Abhiyanga*, *Shirodhara*, massage plantaire...), les remèdes de phytothérapie et les pratiques du yoga.

Équilibrer sa constitution grâce au yoga

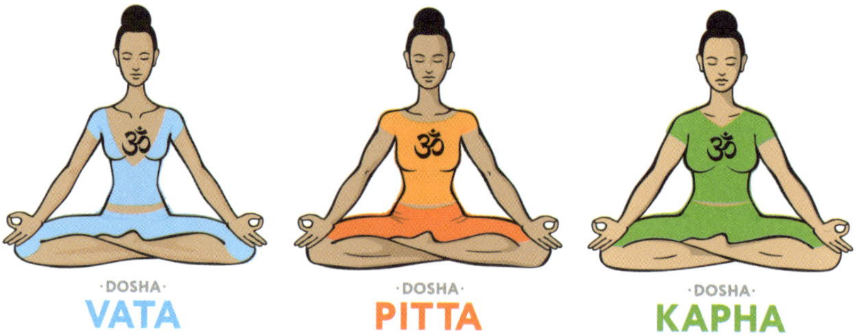

Les *Doshas* expriment notre constitution. Ils sont la matérialisation dans le corps des 5 éléments. Notre hygiène de vie, l'avancée en âge, les événements de la vie peuvent les déséquilibrer : un *Dosha* devient alors trop prédominant ou, au contraire, trop faible. Le yoga aide à ramener l'équilibre.

Vata

Composé d'Air et d'Éther, *Vata* signifie « vent » ou « ce qui fait bouger les choses ». Il correspond aux mouvements vitaux involontaires (rythme cardiaque, respiratoire, digestif) et gère l'influx nerveux. D'un point de vue cérébral, il est relié à la compréhension et à l'interaction.

Vata se présente comme une personne mince et ayant plutôt tendance à la perte de poids. Ses attaches sont fines, ses muscles longs, son ossature fragile. Il a la peau fine et sèche.

➪ *Un excès de* Vata *peut conduire à la constipation chronique, à la sécheresse de la peau, à l'insomnie, à l'anxiété, aux crampes, à l'hypertension nerveuse, à la décalcification osseuse…*

Le yoga pour équilibrer Vata

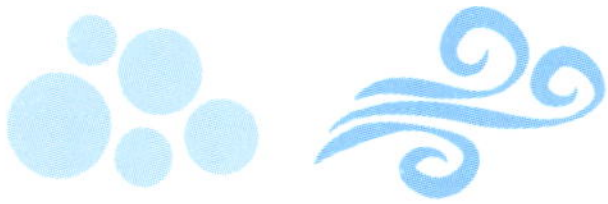

- Les flexions vers l'avant : la Pince, la flexion debout vers l'avant, la posture de la tête au genou…
- Les postures d'équilibre : l'Arbre, le Seigneur de la danse…
- Les postures d'ancrage : les Triangles, les Guerriers…
- La Salutation au Soleil sur un rythme modéré
- La relaxation
- La respiration du Bourdon et la respiration alternée
  ➪ *À noter : privilégier une pratique lente, calme et fortifiante.*

Pitta

Composé de l'élément Feu, *Pitta* signifie « ce qui digère les choses ». Il permet la transformation de la matière (construction et destruction) et gère le « feu digestif ». D'un point de vue cérébral, il est relié au discernement et à l'élaboration de la pensée.

Pitta se présente comme une personne de corpulence moyenne, aux muscles bien dessinés, aux articulations et tendons souples et élastiques.

➪ *Un excès de* Pitta *provoque des inflammations, des brûlures d'estomac, des éruptions cutanées, une hyperactivité, une mauvaise vision, de la colère ou de la jalousie…*

Le yoga pour équilibrer Pitta

- Les flexions vers l'arrière : le Cobra, le Chien tête en haut, l'Arc, le Poisson
- Les torsions
- La Chandelle
- La Salutation au Soleil sur un rythme lent
- La relaxation
- Les respirations rafraîchissantes (*Sitali*) et relaxantes (la respiration du Bourdon ou la respiration par la narine gauche, surtout le soir)
  ➪ *À noter : privilégier une pratique de Hatha Yoga doux – sans transpiration – qui met l'accent sur le lâcher-prise.*

Kapha

Constitué d'Eau et de Terre, *Kapha* signifie « ce qui lie les choses » et apporte de la matière aux deux autres *Doshas*. Il nourrit et donne de la densité aux tissus. Il assure l'endurance et la force physique. D'un point de vue cérébral, il est relié à la mémoire.

Kapha se présente comme une personne bien charpentée, trapue, forte, voire corpulente. Ses os, ses muscles et articulations sont solides.

⇨ *Un excès de* Kapha *peut conduire à l'indolence, à l'embonpoint par apathie, à la lenteur digestive, à la congestion des sinus, à l'asthme, à l'indécision…*

Le yoga pour équilibrer Kapha

- Les Salutations au Soleil sur un rythme dynamique
- Les pratiques dynamiques type *Vinyasa Yoga*
- Les postures inversées : la Chandelle, la posture sur la tête
- Les flexions vers l'arrière : l'Arc, le Chameau, la Sauterelle…
- Les respirations échauffantes et détoxifiantes type *Kapalabhati* et *Bhastrika*

⇨ *À noter : privilégier une pratique stimulante, en mouvement, qui fait transpirer.*

LE YOGA SANTÉ ET L'AROMATHÉRAPIE

Deux disciplines qui se complètent

Pour aider leurs élèves à bénéficier pleinement d'une séance, les studios ou les professeurs de yoga sont de plus en plus nombreux à s'approprier les huiles essentielles. Vous pouvez faire de même chez vous.

- En les diffusant dans l'air lors de votre pratique.
- En les humant directement au flacon.
- En réalisant des massages aromatiques.
- En en posant une goutte directement sur un chakra.

LE MESSAGE SUBTIL DE LA PLANTE

L'alliance de l'aroma et du yoga n'est pas surprenante car ces extraits de plantes ont eux aussi une action tridimensionnelle. Concentrés de molécules aromatiques, les huiles essentielles ont non seulement un effet guérisseur sur notre corps physique mais agissent aussi de façon plus intériorisée – par l'intermédiaire de leurs parfums – sur nos sens et notre sphère psycho-émotionnelle et spirituelle. Dans une approche plus archétypale, on peut affirmer que chaque plante dégage une énergie spécifique et que l'huile essentielle est en quelque sorte « l'essence », donc l'âme du végétal. Une âme capable d'entrer en résonance avec nos corps vibratoires subtils et nos centres énergétiques que sont les chakras.

Les huiles essentielles et leurs bénéfices pour la pratique du Yoga santé

Sur le plan physique

Vous pourrez recourir à l'aromathérapie pour...

- Vous donner de l'énergie, de l'enthousiasme et de l'inspiration dans votre pratique.
  - ⇨ *Pour cela, ayez recours à des huiles essentielles telles que la menthe poivrée (pour faire pétiller l'esprit), la menthe bergamote (pour distiller la bonne humeur), le pamplemousse (pour la gaîté, la sérénité), le petit grain bigarade (à la fois relaxante et énergisante, régulatrice du système nerveux), en diffusion atmosphérique.*

- Ouvrir l'arbre respiratoire.
  - ⇨ *Pas de yoga sans exercice de respiration profonde ! Les huiles essentielles vont purifier l'atmosphère et améliorer la qualité de l'air inspiré. Leurs molécules aromatiques pénètrent profondément dans l'arbre respiratoire et libèrent les bronches. Enfin, leurs odeurs procurent l'impression de s'oxygéner en pleine nature. Pour cela, le pin sylvestre est idéal. On pourra aussi avoir recours à l'eucalyptus radié ou globuleux, au myrte ou au cyprès de Provence (toutes d'excellentes antiseptiques respiratoires).*

- Échauffer et relaxer les muscles.
  - ⇨ *Utilisées en massage, les huiles essentielles permettent de préparer les muscles et les articulations à l'effort. Après une séance, elles accélèrent la récupération et préviennent les courbatures. La gaulthérie couchée ou l'eucalyptus citronné sont tout indiquées, pour leur côté anti-inflammatoire et antalgique. Pour vous masser, versez deux gouttes de l'une ou de l'autre dans quatre gouttes de macérat huileux d'arnica.*

Sur le plan émotionnel et mental

Par la voie olfactive, l'odeur de l'huile essentielle va titiller notre cerveau limbique, zone cérébrale directement liée à notre vécu émotionnel. Grâce à l'aromathérapie, il est donc possible de...

- ☯ Détendre et créer une bulle de bien-être.
  ⇨ *Pour cela, jouez sur des notes évocatrices de douceur comme la vanille (voluptueuse, réconfortante, harmonisante), de soleil et de vacances comme la lavande (calmante, sédative, harmonisante) ou la fleur d'oranger (anxiolytique), de plaisir gustatif comme la mandarine (calme l'hyperactivité). Appliquez une goutte de l'huile essentielle choisie sur les poignets que vous frottez l'un contre l'autre et humez le parfum qui s'en dégage en approchant les paumes des mains du visage.*

- ☯ Favoriser l'état de méditation et d'intériorisation.
  ⇨ *Une goutte d'huile essentielle de menthe poivrée appliquée sur le front ou l'intérieur des poignets augmente la vigilance et la clarté mentale, apportant de la clairvoyance à un esprit dispersé. L'encens en diffusion éveille à la spiritualité.*

Chakras et aroma

Le Yoga santé vise à équilibrer nos chakras (voir p. 42). Outre les postures, vous pouvez aussi vous aider des huiles essentielles.

Le 1er chakra

Ayez recours à des plantes qui favorisent l'ancrage et tonifient tout le corps. Elles dégagent un parfum boisé, terreux, épicé ou poivré, rappelant l'élément Terre. Choisissez par exemple le giroflier, le cèdre de l'Atlas, la cannelle de Ceylan, le poivre noir ou l'angélique.

Le 2e chakra

Optez pour des notes sensuelles, chaudes, qui évoquent le plaisir, la sensorialité et peuvent stimuler la libido. Par exemple l'ylang-ylang, le santal, la sauge sclarée ou la myrrhe.

Le 3e chakra

Choisissez des huiles essentielles calmantes et relaxantes telles que la camomille noble, la lavande vraie, le romarin, la bergamote ou la litsée citronnée.

Le 4e chakra

Piochez parmi les essences de fleurs, au premier rang desquelles la rose de Damas et le géranium rosat qui évoquent la sensibilité et ouvrent le cœur.

Le 5e chakra

Ayez recours à des huiles essentielles qui favorisent la confiance en soi, permettent de surmonter la timidité et facilitent la capacité de s'exprimer telles que le laurier noble, la sauge sclarée, la coriandre, la myrrhe ou le myrte (ces deux dernières sont également rééquilibrantes de la glande thyroïde).

Le 6e chakra

Pour favoriser l'état de méditation, la menthe poivrée stimule la concentration et le jasmin renforce la clairvoyance.

Le 7e chakra

L'encens oliban a la capacité d'élever l'esprit et de faire taire le bavardage mental pour nous plonger dans des états méditatifs profonds. Il procure également une grande relaxation physique indispensable pour l'alignement de tous les chakras.

COMMENT ÉQUILIBRER UN CHAKRA GRÂCE AUX HUILES ESSENTIELLES ?

- Une goutte de l'huile essentielle choisie diluée dans deux gouttes d'huile végétale, en massage circulaire directement sur le point chakra.
- Une goutte de l'huile essentielle choisie, appliquée sur les poignets ; frottez les poignets l'un contre l'autre puis humez l'odeur qui s'en dégage.
- En réflexologie plantaire, en repérant grâce à une planche les points qui correspondent aux différents chakras. Ils se situent tout le long de l'intérieur du pied, sur la zone réflexe correspondant à la colonne vertébrale, en remontant de la base du talon jusqu'au gros orteil.

Merci à Cécile Adant, docteur et formatrice en aromathérapie (laboratoire Pranarôm) pour l'aide apportée dans la rédaction de ce chapitre.

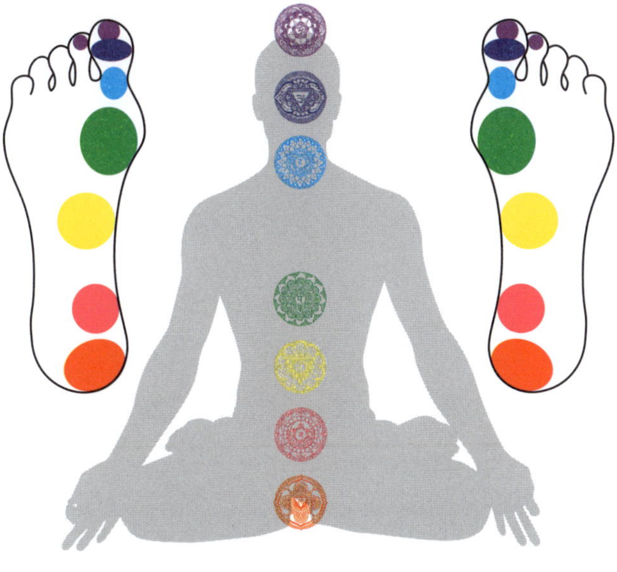

Zones réflexes correspondant aux points chakras sur la plante des pieds

2

NOS MEILLEURES ASTUCES POUR PRATIQUER LE YOGA SANTÉ

LE CHOIX DU MATÉRIEL

Le yoga est une discipline qui ne nécessite que peu d'investissement. Voici les quelques accessoires à acquérir, sur un site en ligne spécialisé ou dans un magasin de sport au rayon dédié au yoga.

Le tapis

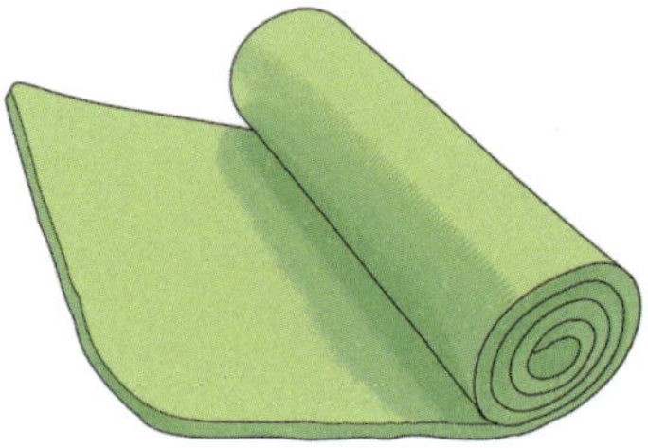

Privilégiez un tapis pas trop mou, d'une taille standard (1,80 m x 60 cm), d'une épaisseur allant de 3 à 4,5 millimètres. Choisissez-le de préférence en matière naturelle, bio si possible ou certifié eko-Tex Standard 100. Entre le latex, le caoutchouc naturel, le jute, le coton ou le chanvre, vous avez le choix. Côté entretien, certains passent en machine. Pour les autres, confectionnez votre propre spray aux huiles essentielles pour les nettoyer (voir p. 72).

Les briques

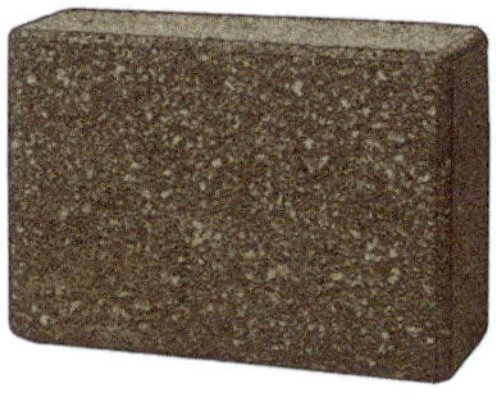

Elles sont utiles pour donner de la stabilité dans certaines postures et apporter un soutien au corps. Elles peuvent être en liège, en bois ou en mousse synthétique. Elles existent en plusieurs dimensions. Par exemple 22 x 11 x 7 cm.

Les sangles

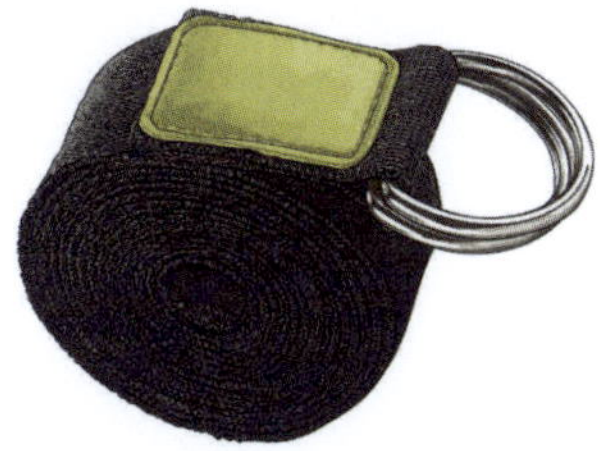

Elles servent à faciliter la prise de certaines postures, à assurer un meilleur soutien et alignement du corps, à étirer les jambes ou les bras. Elles agissent comme un prolongement des membres lorsque la souplesse pour attraper les mains ou les pieds fait défaut. Privilégiez celles qui disposent d'une boucle en métal coulissante.

Le bolster

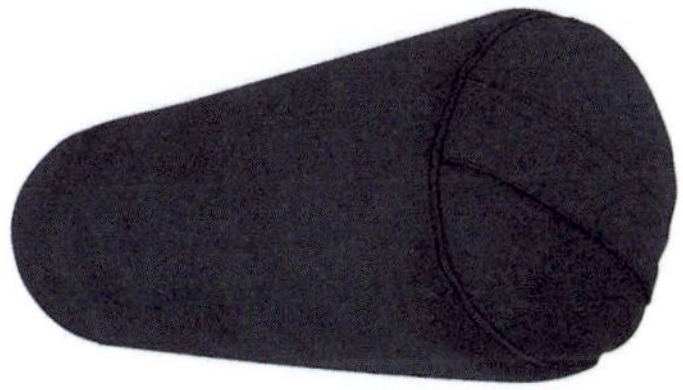

Cet accessoire ressemble à un traversin ferme. Il est utile pour tenir certaines postures allongées ou en flexion avant dans la durée et le confort. Si vous n'en disposez pas, vous pouvez le remplacer par plusieurs couvertures pliées ou par des coussins fermes.

Les couvertures

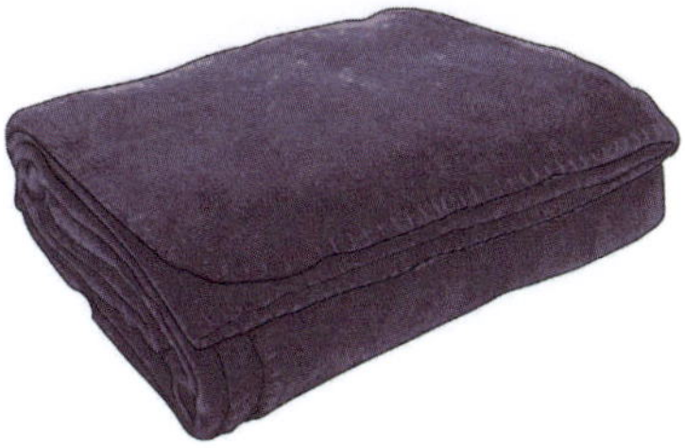

Repliées deux ou trois fois sur elles-mêmes selon leur épaisseur, elles sont utiles pour corriger l'alignement du dos dans certaines postures ou protéger les cervicales. Elles peuvent aussi servir de coussin de méditation. Enfin, elles gardent bien au chaud lors de la phase de relaxation.

UNE RECETTE « TAPIS PROPRE »

Après votre séance de yoga, vous pouvez nettoyer votre tapis avec cette solution naturelle à base d'huiles essentielles.

- Procurez-vous un flacon spray.
- Versez-y une tasse de vinaigre blanc et 8 gouttes d'une huile essentielle désinfectante et purifiante tel que l'arbre à thé.
- Complétez avec de l'eau.
- Agitez bien votre spray avant de vaporiser sur votre tapis. Essuyez avec un linge propre. Et le tour est joué !

LE CHOIX DE LA TENUE

Optez pour une tenue simple et confortable, qui n'entrave pas vos mouvements : legging, jogging, pantalon pas trop ample avec ceinture élastique... Préférez les matières naturelles (coton ou lin) aux matières synthétiques pour une meilleure circulation des énergies. Vous pratiquez pieds nus ou en chaussettes selon la température extérieure.

OÙ PRATIQUER ?

Chez soi

S'aménager un petit coin yoga

Dans votre salon ou votre chambre, aménagez-vous un endroit où vous pouvez dérouler votre tapis sans gêne. Pour cela, éloignez-vous des meubles qui pourraient entraver vos mouvements. Cherchez un endroit épuré, sans objets superflus. Vous pourrez d'autant mieux vous relaxer et créer le calme en vous.

Pour vous inspirer, vous pouvez pratiquer devant une petite table, sorte d'autel zen, sur laquelle vous aurez posé les petits « grigris » qui vous inspirent. Au choix :

- ☯ une ou plusieurs bougies pour inviter la lumière dans votre pratique ;
- ☯ une ou plusieurs plantes vertes pour symboliser l'air pur ;
- ☯ quelques pierres ou cristaux pour évoquer l'énergie de la Terre ;
- ☯ un bol tibétain que vous pouvez faire sonner entre deux postures ou en fin de méditation ;
- ☯ un galet sur lequel vous pouvez verser quelques gouttes d'huiles essentielles.

Le choix des couleurs

Les couleurs agissent en diffusant des énergies de longueurs d'onde variables captées par notre cerveau. Elles ont un impact sur tous les niveaux de notre être : mental, émotionnel, physique et spirituel. Pour en bénéficier, vous pouvez recouvrir votre petit autel ou votre tapis d'un tissu coloré en matière naturelle. Vous pouvez aussi opter pour une tenue de couleur spécifique. Pensez aussi aux pierres et cristaux colorés.

- **Le rouge :** augmente le rythme cardiaque et respiratoire, donne de l'énergie et stimule la vigilance. Mais il peut aussi énerver et fatiguer. Dans ce cas, optez pour **le rose**, qui revigore de façon plus douce. *Associé au 1er chakra.*
- **Le orange :** stimule et favorise la danse et le mouvement. Encourage la joie, la légèreté, la détente et le plaisir. *Associé au 2e chakra.*
- **Le jaune :** favorise le détachement, aide à prendre de la distance par rapport à une situation, à d'anciens schémas de pensée, à se libérer du superflu. *Associé au 3e chakra.*
- **Le vert :** évoque l'équilibre et la nature en plein été, procure une sensation d'espace et de liberté. *Associé au 4e chakra.*
- **Le turquoise :** couleur de la fraîcheur printanière, de la propreté, elle stimule l'immunité. *Associé au 5e chakra.*
- **Le bleu :** couleur de la paix, de la détente, de l'ouverture et de la relaxation. *Associé au 6e chakra.*
- **Le violet :** calme le corps et l'esprit, favorise la méditation. *Associé au 7e chakra.*

LE CAS PARTICULIER DU NOIR ET DU BLANC

- **Le noir** n'est pas une couleur privilégiée dans le yoga. Elle est réputée augmenter les réactions affectives.
- **Le blanc** est une couleur qui évoque la pureté, mais peut aussi suggérer le manque d'expérience ou la rigidité.

En extérieur

Si vous avez la chance d'avoir un jardin ou une terrasse au calme, profitez-en pour pratiquer en extérieur lorsque le temps s'y prête. Les bruits et parfums de la nature sont une source d'inspiration sans fin.

Au bureau : 7 postures de yoga assis

Vous avez dix minutes devant vous. Octroyez-vous une pause-yoga entre deux rendez-vous ou avant de filer à la cantine. Voici 7 postures que vous pouvez accomplir facilement en restant assis (c'est discret...) ou en utilisant la chaise de votre bureau pour vous étirer.

L'étirement du Chat

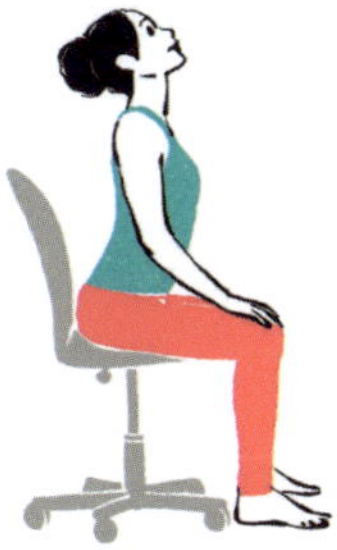

L'étirement du dos

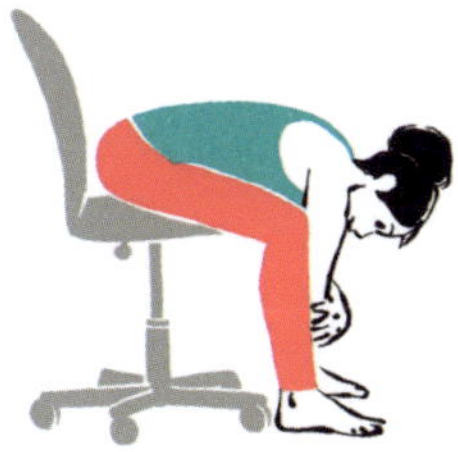

La posture du croissant de lune

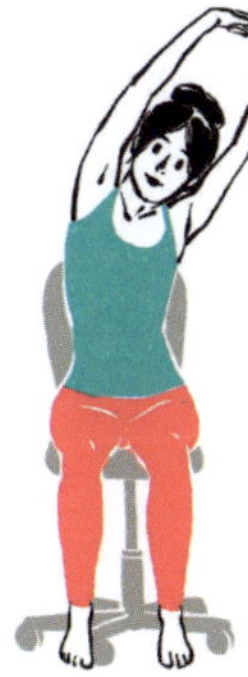

La torsion

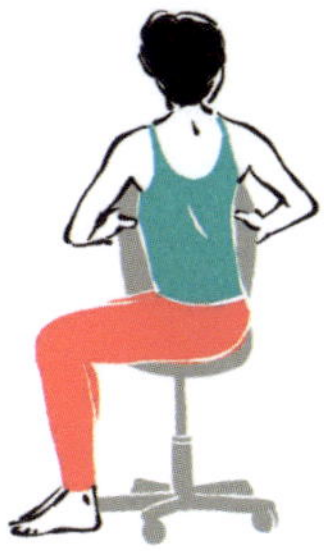

Le Salut, bras levés au ciel

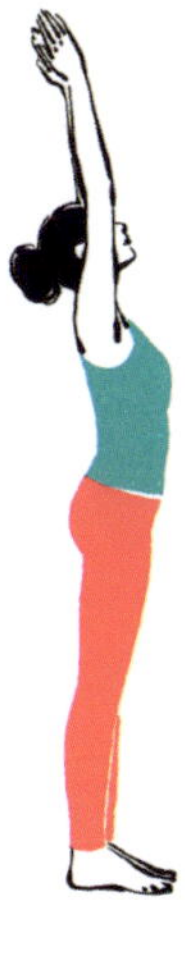

L'étirement de la colonne vertébrale

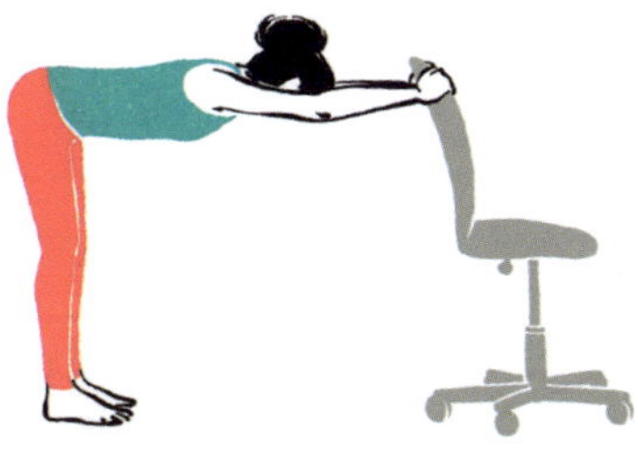

Demi-lotus assis

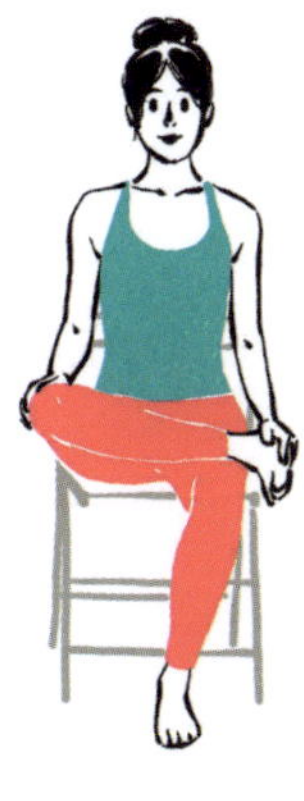

QUAND PRATIQUER ?

Pratiquez un petit peu tous les jours, idéalement à la même heure, avant d'avoir mangé ou à distance du dernier repas.

☯ Vous pouvez pratiquer le matin au réveil, avant de commencer votre journée. Vous êtes reposé et vous disposez donc d'une belle énergie. Le mental n'est pas encore accaparé par les préoccupations habituelles, la méditation en sera facilitée. Échauffez-vous bien avant votre séance car le corps est encore engourdi par la nuit. Pratiquer au saut du lit permet de réveiller le corps en douceur, l'assouplir, relancer la circulation sanguine et commencer sa journée plein de peps !

⇨ **Vos postures et respirations du matin :**
- La Salutation au soleil.
- Les postures d'extension et de flexion vers l'arrière (Le Chien tête en haut, le Chameau, l'Arc, le Cobra, Le Poisson...).
- Les postures debout, de force et d'ancrage (La posture debout bras tendus au ciel, la Montagne, les Guerrier I et II, les Triangles, la Chaise...).
- La respiration du crâne brillant (*Kapalabhati*) ou la respiration de feu (*Bastrika*).

☯ Vous pouvez aussi opter pour une pause-yoga dans l'après-midi pour vous redonner de l'énergie, vous détoxifier et vous déstresser.

⇨ **Vos postures et respirations de l'après-midi :**
- Les postures d'ouverture du bassin (le Papillon, la Guirlande, la Fente avant, le Grand angle au sol, le Grand angle debout...).
- Les postures d'équilibre (l'Arbre, le Guerrier III, le Palmier...).
- Les torsions.
- La respiration complète et la respiration alternée (*Nadi Shodana*).

- Le soir avant le coucher pour vous relaxer et favoriser l'endormissement.

  ⇨ **Vos postures et respirations du soir :**

  - La Salutation à la Lune.
  - Les inversions (Chien tête en bas, posture sur la tête, la demi-Chandelle, la Chandelle et la Charrue).
  - Les flexions vers l'avant (la Pince, la Pince debout, l'Enfant, la Tête aux genoux…).
  - La posture de relaxation.
  - La respiration *Bhramari*.

3

LES 32 MEILLEURES POSTURES DU YOGA SANTÉ

Il existe plusieurs milliers de postures, mais une trentaine sont communément pratiquées. Elles font travailler le corps dans toutes ses dimensions, en flexion vers l'arrière ou vers l'avant, en torsion, en équilibre, assis, couché ou debout.

POSTURES DEBOUT

Très complètes, ces postures sollicitent l'équilibre et nécessitent à la fois force et souplesse pour être maintenues. Elles s'appuient sur les muscles et les articulations du bas du corps : hanches, genoux, chevilles, pieds. Elles renforcent l'ancrage au sol en faisant travailler l'ensemble de l'architecture du pied. Elles étirent les vaisseaux qui irriguent les jambes et améliorent le retour sanguin vers le cœur. Elles nous demandent de tenir notre dos, qu'elles musclent et assouplissent. Elles constituent de parfaits antidotes aux méfaits de la position assise prolongée.

Le Guerrier II, *Virabhadrasana II*, pour aller de l'avant

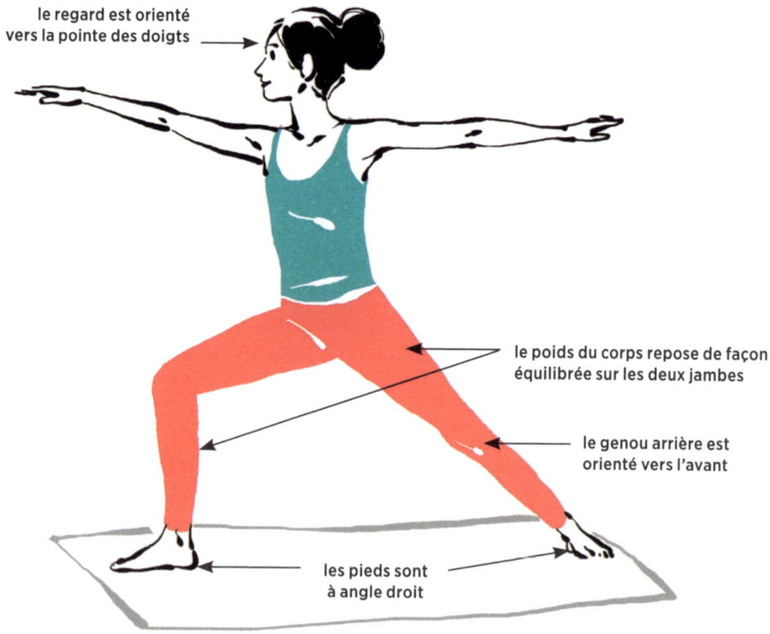
le regard est orienté vers la pointe des doigts
le poids du corps repose de façon équilibrée sur les deux jambes
le genou arrière est orienté vers l'avant
les pieds sont à angle droit

Virabhadra est un guerrier légendaire de l'Inde antique. La pratique régulière de cette posture développe la force et l'endurance.

Le déroulé

- Debout, écartez largement les jambes, les deux pieds parallèles et pointant vers l'avant. Levez les bras à l'horizontale, dans le prolongement des épaules, les paumes tournées vers le sol. Rentrez le ventre et décambrez le bassin en contractant le plancher pelvien.
- À l'expiration, pliez votre genou droit tout en pivotant votre pied à 90° vers la droite. Le talon droit est aligné avec le milieu du pied gauche. Dans l'idéal, votre cuisse droite est parallèle au sol, mais vous ne devez pas décoller le talon. Le tibia est perpendiculaire au sol, dans le prolongement du talon droit.
- Concentrez-vous également sur votre jambe gauche, qui doit rester très étirée. Votre pied gauche est fermement ancré au sol, cherchez à maintenir son bord externe au contact de votre tapis pour accentuer encore l'étirement de la cuisse.
- Regardez loin devant vous et réalisez 3 à 4 respirations lentes dans la posture. Sur une inspiration, revenez à la posture de départ avant de recommencer de l'autre côté.

Ses bienfaits

- ✔ Ouvre la poitrine et améliore la capacité respiratoire.
- ✔ Renforce tous les muscles des pieds et de la cheville.
- ✔ Assouplit les hanches et les genoux.
- ✔ Muscle les cuisses et les mollets.
- ✔ Améliore l'équilibre et la stabilité du corps, en prévention des chutes.
- ✔ Développe la confiance en soi et l'aptitude à regarder vers l'avant.

Le Guerrier inversé, *Viparita Virabhadrasana*, le guerrier pacifique

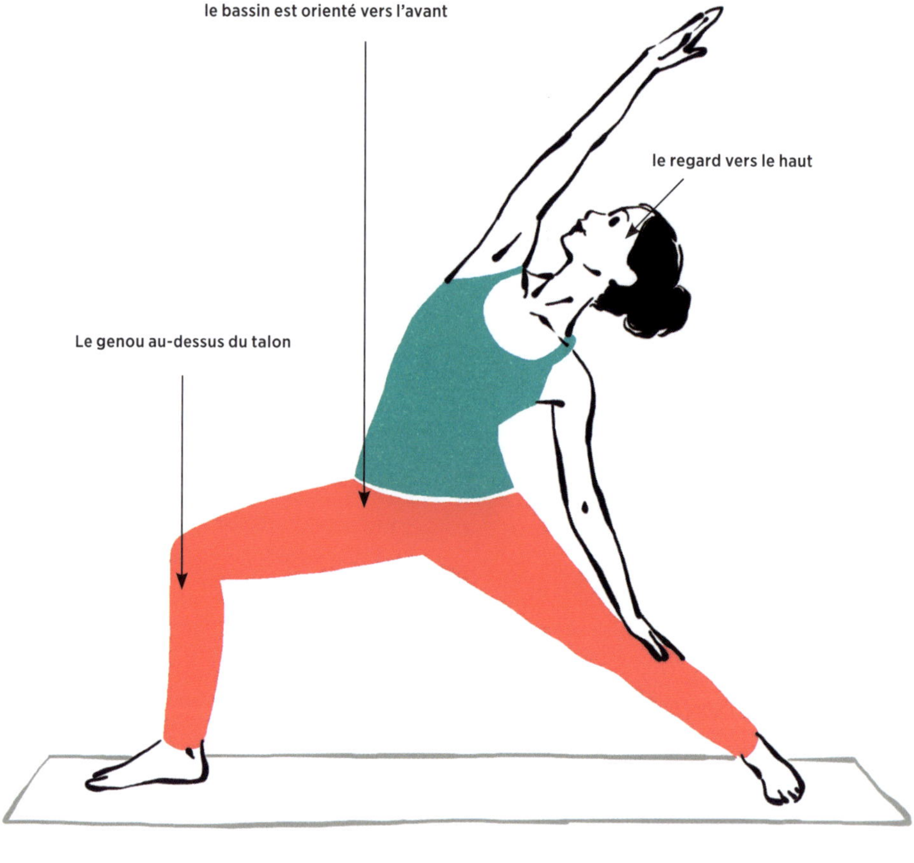
le bassin est orienté vers l'avant
le regard vers le haut
Le genou au-dessus du talon

Le déroulé

- ☯ À partir de la posture du Guerrier II, inspirez et penchez-vous vers l'arrière en allant poser la main gauche sur la jambe gauche. Le bras droit se lève à la verticale, le regard tourné vers le haut.
- ☯ À chaque inspiration, cherchez à vous grandir le plus possible, pour étirer tout le côté droit du corps.
- ☯ Faites plusieurs respirations dans la posture avant de vous redresser et de reprendre l'exercice de l'autre côté.

Les bienfaits

- ✔ Fortifie les articulations de la cheville, du genou et des hanches.
- ✔ Muscle et les cuisses et les mollets.
- ✔ Étire la cage thoracique.
- ✔ Améliore l'équilibre.

Le Guerrier III, *Virabhadrasana III*, l'équilibre dans le déséquilibre

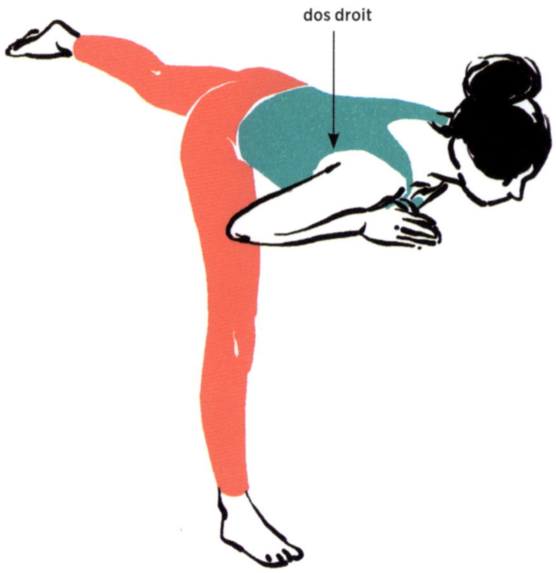
dos droit

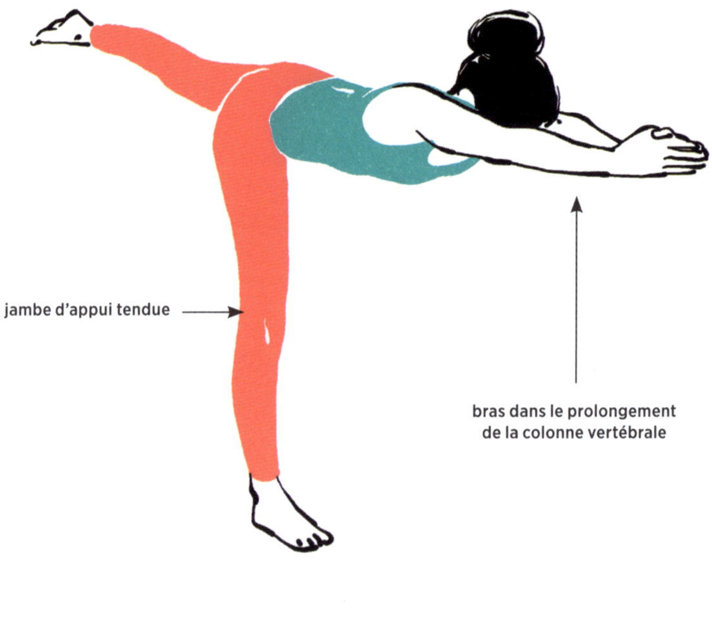
jambe d'appui tendue
bras dans le prolongement de la colonne vertébrale

Cette posture fait partie de la série des Guerriers. Sa pratique régulière développe l'équilibre et la concentration.

Le déroulé

- Debout, les pieds joints, les mains en prière devant le cœur, balancez d'avant en arrière pour bien ressentir vos appuis au sol.
- Avancez la jambe droite d'environ 50 centimètres, le talon gauche se soulève.
- Basculez le poids du corps sur la jambe droite et levez la jambe gauche dans le prolongement du dos, le buste à l'horizontal. La jambe d'appui reste droite. Le regard est orienté vers le sol, le cou dans l'axe de la colonne.
- Faites 3 à 4 respirations dans la posture puis étendez les bras à l'horizontal dans le prolongement du dos, les paumes des mains face à face. Refaites 3 à 4 respirations dans la posture.

Les bienfaits

- ✔ Tonifie les pieds, les chevilles, les genoux et les hanches.
- ✔ Fortifie les mollets et les cuisses.
- ✔ Étire et muscle le dos.
- ✔ Développe le sens de l'équilibre.
- ✔ Renforce la capacité de concentration.

La Fente avant, *Anjaneyasana*, pour rebondir

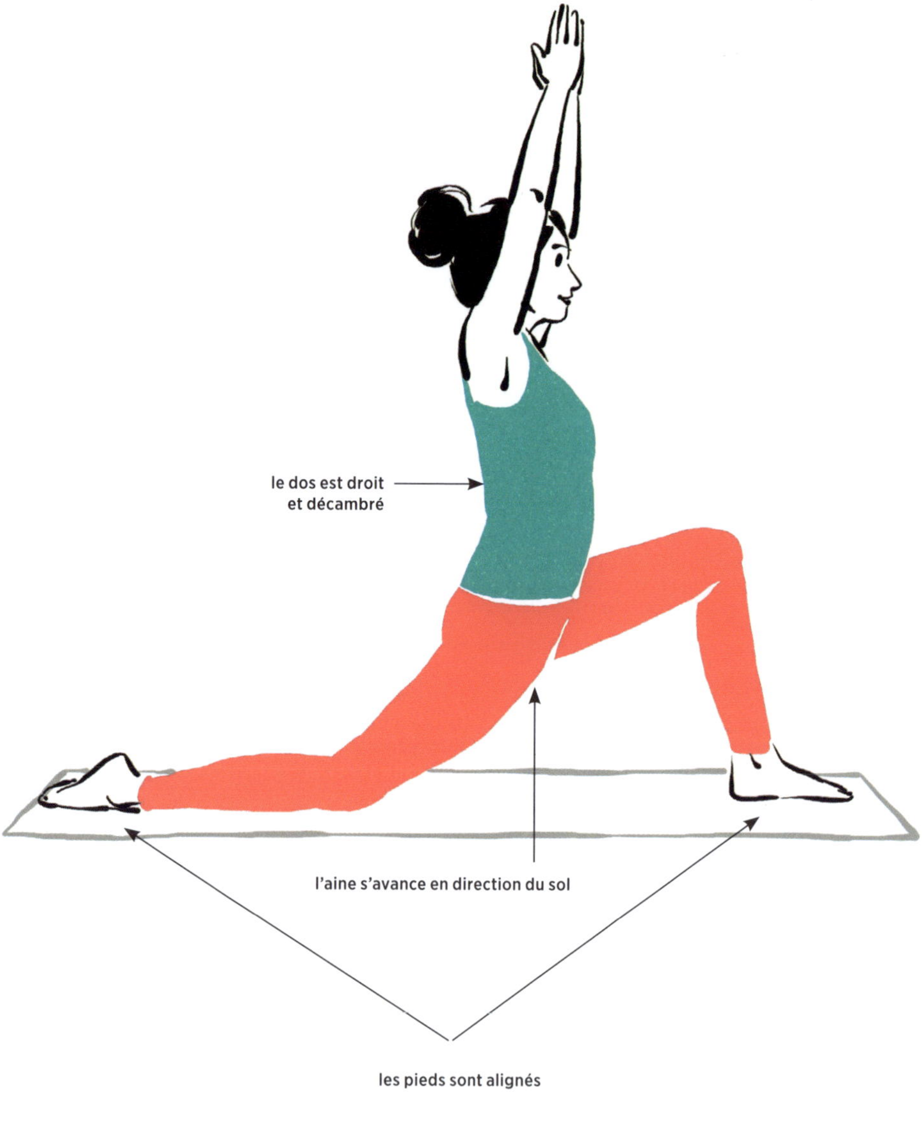
le dos est droit
et décambré
l'aine s'avance en direction du sol
les pieds sont alignés

Appelée également la lune ou le croissant, cette posture est idéale pour détendre tout le corps après une longue journée passée en position assise. Elle procure une énergie bienfaisante dans les jambes, profondément étirées et dynamisées.

Le déroulé

- Placez-vous sur les genoux, dos bien droit puis posez le pied droit en terre tout en étirant la jambe gauche, genou gauche posé au sol.
- Dans cette position, inspirez, levez les bras au ciel et avancez le bassin vers l'avant pour assouplir l'aine gauche, allongez au maximum la jambe gauche tout en étirant les ischio-jambiers de la jambe avant. Faites 2 à 3 respirations.
- Sur une expiration, redescendez les mains vers le sol puis prenez la posture de l'autre côté.

Ses bienfaits

- ✔ Ouvre et assouplit l'aine.
- ✔ Étire et renforce le psoas, muscle avant de la cuisse. D'un point de vue symbolique, ce muscle concentre les peurs et les incertitudes. Le détendre et le renforcer chasse le stress et donne confiance.
- ✔ Prévient les maux de dos.
- ✔ Ouvre la poitrine et permet une respiration jusqu'en haut des poumons.

L'Arbre, *Vrksasana*, le calme intérieur

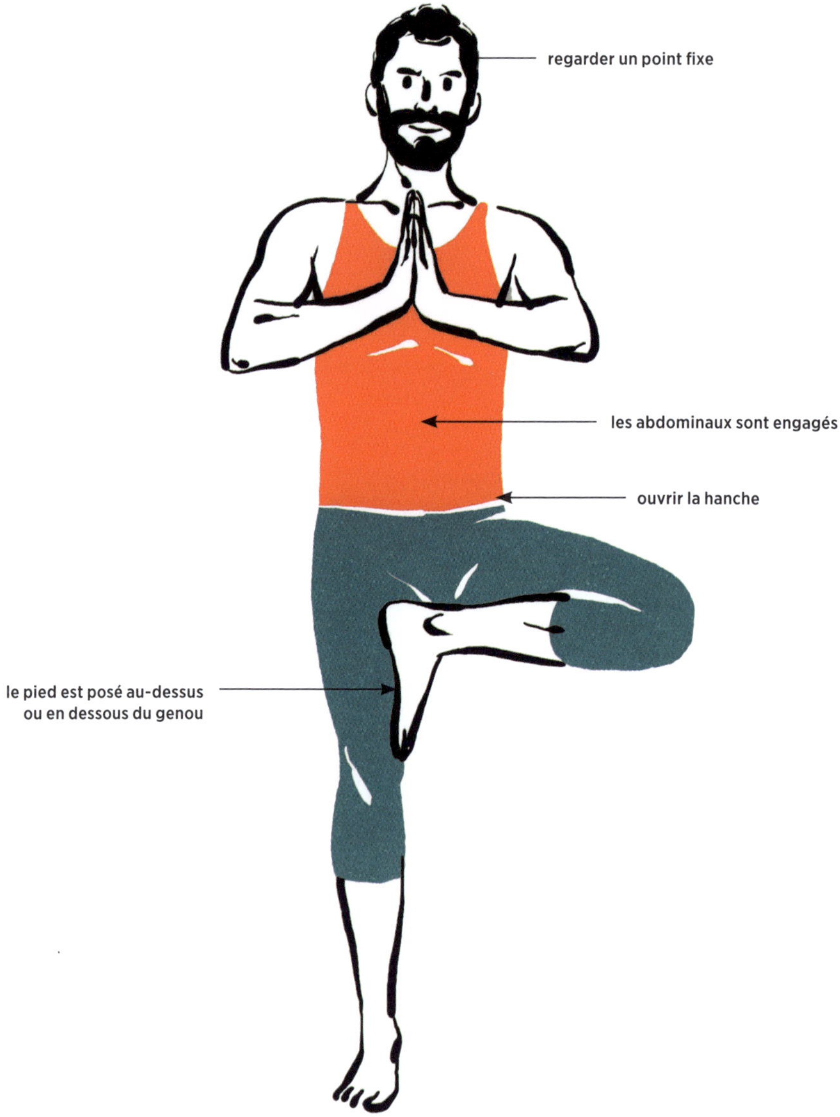
regarder un point fixe
les abdominaux sont engagés
ouvrir la hanche
le pied est posé au-dessus
ou en dessous du genou

D'un point de vue symbolique, cette posture évoque la stabilité de l'arbre, dont les racines s'ancrent profondément en terre. Comme toutes les postures en équilibre, elle invite à l'intériorisation en apaisant le mental.

Le déroulé

- Debout, les pieds joints. Commencez par balancer d'avant en arrière, pour ressentir vos appuis au sol. Puis, sur une inspiration, posez votre pied droit sur la face interne du mollet ou de la cuisse gauche et orientez votre genou droit vers la droite, pour ouvrir l'aine.
- Gardez les yeux ouverts et fixez un point au sol ou devant vous, ce qui vous aidera à stabiliser votre équilibre.
- Placez vos mains en prière au niveau du plexus solaire. Inspirez et expirez lentement et profondément dans la posture avant de la reprendre de l'autre côté.

Les bienfaits

- ✔ Tonifie les pieds, les chevilles, les genoux et les hanches.
- ✔ Ouvre l'aine.
- ✔ Développe le sens de l'équilibre.
- ✔ Procure le calme intérieur et améliore la concentration.

LES FLEXIONS ARRIÈRE

Autant il nous arrive souvent de pencher le dos vers l'avant, autant le fléchir vers l'arrière nous est peu familier. Ces flexions nous font donc sortir de notre « zone de confort » et nous incitent à assouplir le bas du dos et à ouvrir intensément la cage thoracique. Elles libèrent la respiration, qui peut s'exercer jusqu'au haut des poumons. Ces postures d'ouverture étirent le cœur, le foie, les reins, la rate, l'estomac et le pancréas, ce qui active leur fonctionnement. Elles déploient le plexus solaire qui se tend comme un élastique, stimulent le système nerveux central et augmentent notre capacité à résister au stress.

Le Chien tête en haut, *Urdha mukha svanasana*, pour un port altier

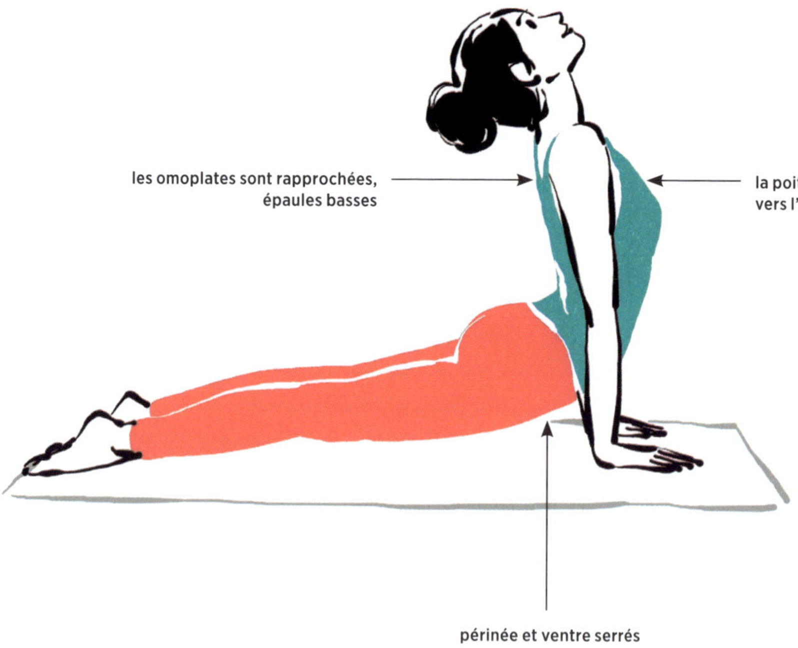
les omoplates sont rapprochées, épaules basses
la poitrine avance vers l'avant
périnée et ventre serrés

Cette contre-posture au Chien tête en bas réalise une ouverture symbolique des centres énergétiques du cœur et du cou. Puissante et élégante, elle améliore la posture en renforçant les muscles profonds du corps.

Le déroulé

- Allongez-vous à plat ventre au sol, le front par terre, les mains posées à plat au niveau des côtes, les coudes près du corps.
- Appuyez le dos des pieds au sol puis sur une inspiration, levez les bras à la verticale en soulevant la tête, les épaules, la poitrine et en décollant l'aine et les cuisses. Les coudes sont tendus.
- À chaque inspiration, cherchez à ouvrir davantage la cage thoracique en rapprochant les omoplates, tout en gardant les épaules basses. Renversez le cou vers l'arrière pour accentuer l'ouverture.
- À chaque expiration, ramenez le cou dans l'axe de la colonne et décambrez le bas du dos en serrant le périnée et le transverse. Pour cela, plaquez le ventre contre la colonne. Faites plusieurs respirations dans la posture.

Les bienfaits

- ✔ Étire la cage thoracique et les poumons et permet de respirer en ouvrant un maximum d'alvéoles pulmonaires.
- ✔ Assouplit la nuque, les épaules et l'ensemble de la colonne vertébrale.
- ✔ Muscle les fessiers, les abdominaux du bas du ventre et les bras.

L'Arc, *Dhanurasana*, l'arme antistress

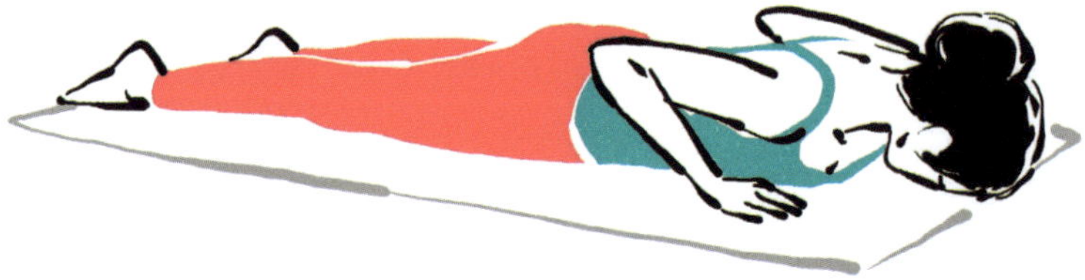

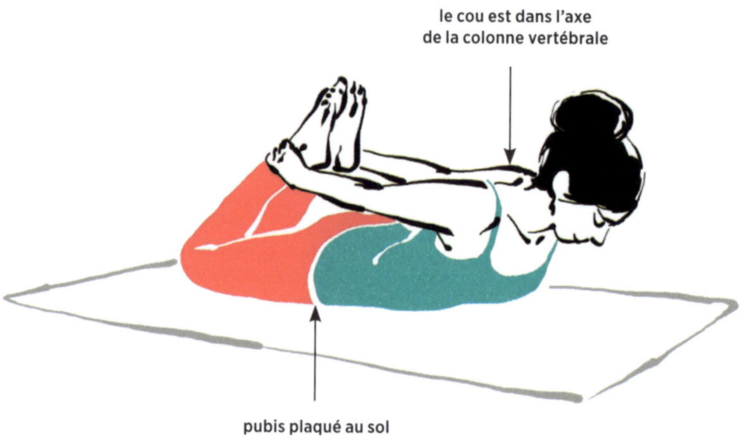

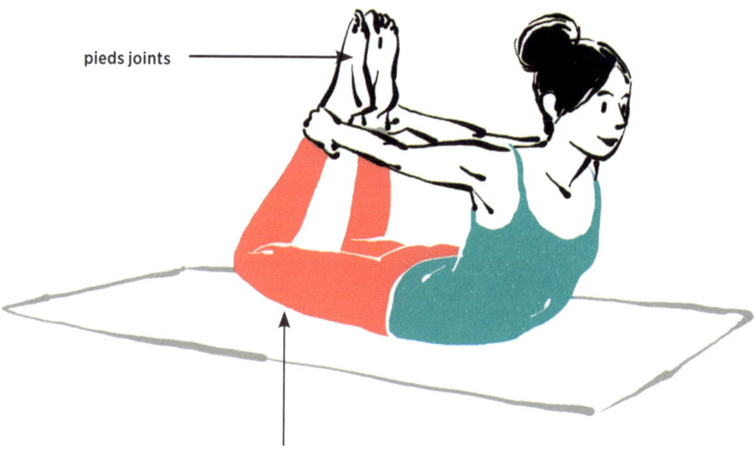

Posture phare du yoga, l'Arc réalise une puissante extension arrière, qui ouvre la cage thoracique, déploie le muscle du cœur et libère toutes les tensions du plexus solaire. En tenant les chevilles, les bras représentent la corde de l'arc qui tire vers le haut la tête, le buste et les jambes. À l'image de l'arc bandé, prêt à tirer sa flèche, la posture concentre l'énergie et évite l'éparpillement de l'esprit.

Le déroulé

- ☯ Allongez-vous à plat ventre au sol. À l'expiration, pliez les genoux et ramenez les bras vers l'arrière, pour venir cueillir les chevilles avec les mains.
- ☯ Basculez le coccyx vers l'avant en venant plaquer le pubis au sol.
- ☯ À l'inspiration, tirez la posture vers le haut, en relevant la tête et la poitrine et en décollant les jambes du sol.
- ☯ Réalisez plusieurs respirations dans la posture en cherchant à arquer le plus possible la colonne et à décoller les jambes.
- ☯ Revenez en position allongée et placez un poing fermé dans le creux de l'autre main, juste au-dessous de l'estomac. Sentez le sang frais gicler dans tout votre dos.

Les bienfaits

- ✔ Chasse le stress et libère l'esprit des pensées parasites.
- ✔ Procure une sensation d'ouverture et d'espace dans la région du cœur.
- ✔ Assouplit la colonne, les épaules et la poitrine.
- ✔ Ouvre la cage thoracique et permet d'agrandir l'amplitude respiratoire.
- ✔ Stimule la glande thyroïde.

Le Chameau, *Ustrasana*, le corps au carré

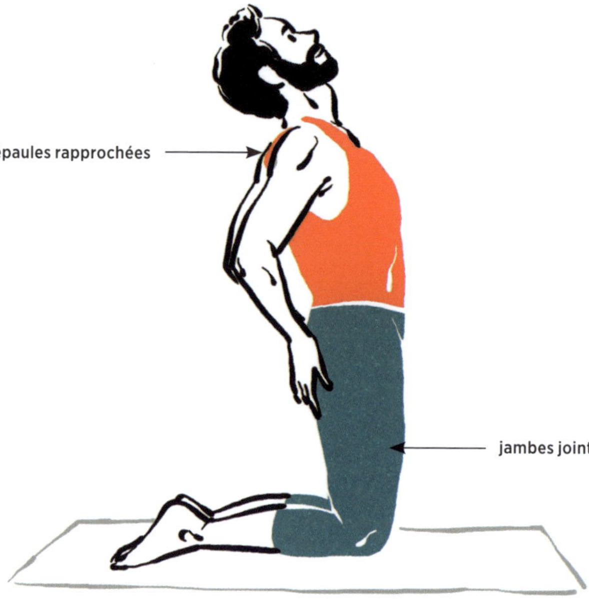

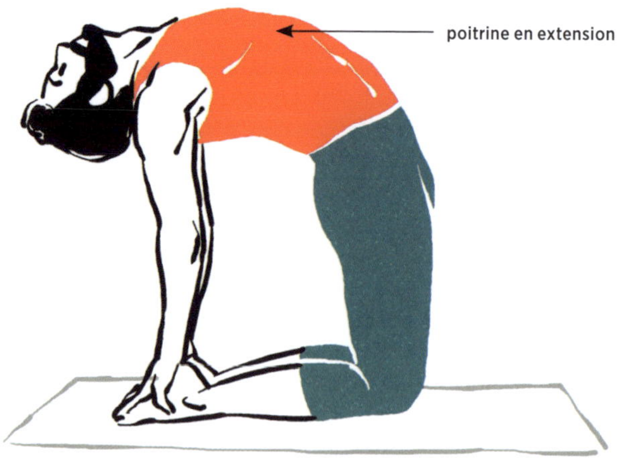

Dans cette posture, le corps prend la forme d'un chameau, *ustra* en sanskrit. Elle arque le dos, ouvre la cage thoracique et fait affluer le sang vers le cœur.

Le déroulé

- Les genoux au sol, les cuisses verticales, joignez les pieds et les jambes.
- Sur une inspiration, penchez le dos vers l'arrière, poussez l'aine vers l'avant, renversez le cou et venez poser vos mains au niveau de vos fesses (vous pouvez vous arrêter là si vous vous sentez fatigué, manquez de pratique ou de souplesse).
- Expirez puis réinspirez tout en rapprochant les omoplates et en allongeant les bras vers l'arrière jusqu'à ce que les mains viennent toucher les talons. Faites deux ou trois respirations dans la posture avant de vous redresser.
- Relaxez-vous en posant les fesses sur les talons, genoux joints et le ventre sur les cuisses, les bras le long des jambes.

Les bienfaits

- ✔ Assouplit la colonne, la cage thoracique, les épaules et les cervicales.
- ✔ Supprime la voussure du haut du dos et contribue à un port altier.
- ✔ Dynamise la fonction respiratoire.
- ✔ Améliore la circulation sanguine vers tous les organes du corps.
- ✔ Étire puissamment l'avant des cuisses et y concentre l'énergie.
- ✔ Renforce l'articulation des genoux.

Le Poisson, *Matsyasana*, souple comme une anguille

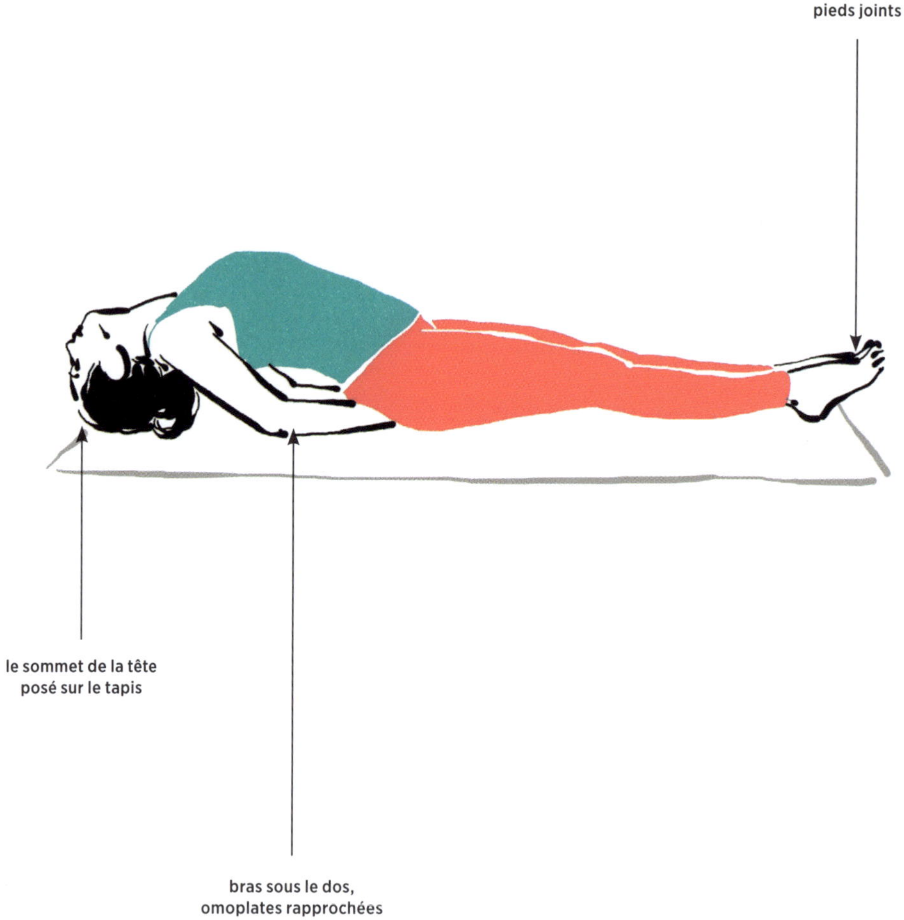

Dans cette posture, le tronc, le cœur et la gorge sont en ouverture totale, les muscles du ventre très allongés et le dos intensément arqué.

Le déroulé

- ☯ Allongé au sol, les genoux pliés en crochet et les pieds près des fesses, les bras collés le long du corps, les paumes des mains tournées vers le haut.
- ☯ Expirez et ouvrez les genoux en les basculant à droite et à gauche vers le sol, comme la queue d'un poisson. Pliez les avant-bras de manière à les positionner à angle droit du buste, les poignets collés au sol si possible, comme deux ailerons de poisson. La poitrine commence à s'arquer. Faites deux à trois respirations dans cette première posture.
- ☯ Sur une expiration, allongez les jambes au sol et placez les mains et les avant-bras sous les fesses. Tout en prenant appui sur vos fesses et vos avant-bras, inspirez et bombez la cage thoracique vers le haut.
- ☯ Sur une inspiration, arquez le dos, rapprochez vos omoplates et penchez le cou vers l'arrière pour venir poser le sommet de la tête sur le sol.
- ☯ Faites quelques respirations dans la posture avant de reposer la tête puis le dos à plat.

Les bienfaits

- ✔ Stimule la région de la gorge et la glande thyroïde.
- ✔ Fortifie l'ensemble de la musculature.
- ✔ Accroît la capacité respiratoire et aide à guérir les affections pulmonaires.

La Sauterelle, *Salabhasana*, pour tonifier le dos

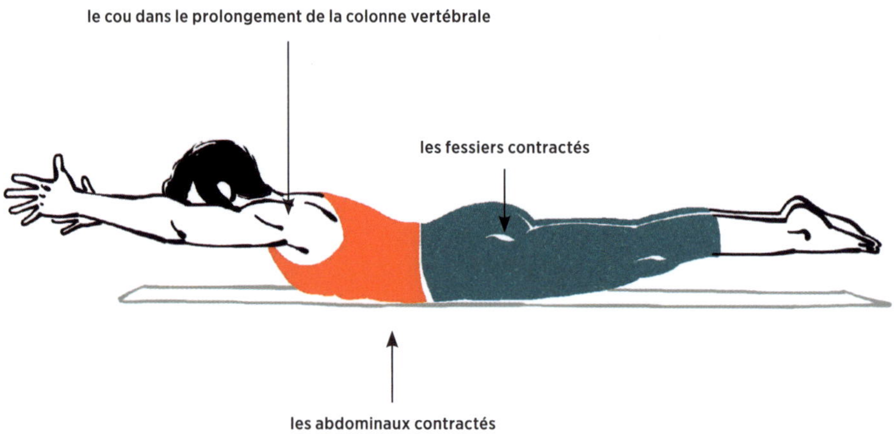

Cette posture classique du Hatha yoga constitue une bonne contre-pose à certaines postures qui étirent intensément le dos comme la Pince avant, la Chandelle ou la Charrue.

Le déroulé

- Allongé sur le ventre, jambes tendues, genoux joints et gros orteils en contact, bras tendus et écartés de la largeur des épaules
- Sur une expiration, engagez les abdominaux en plaquant le ventre contre la colonne vertébrale et levez les jambes, les bras, la tête et le buste. À chaque expiration, grandissez-vous et cherchez à accentuer l'étirement du dos. Faites plusieurs respirations dans la posture.

Les bienfaits

- ✔ Assouplit, étire et fortifie le dos
- ✔ Masse le ventre, stimule la digestion et aide à combattre la constipation

La Chaise, *Utkatasana*, pour cultiver la force

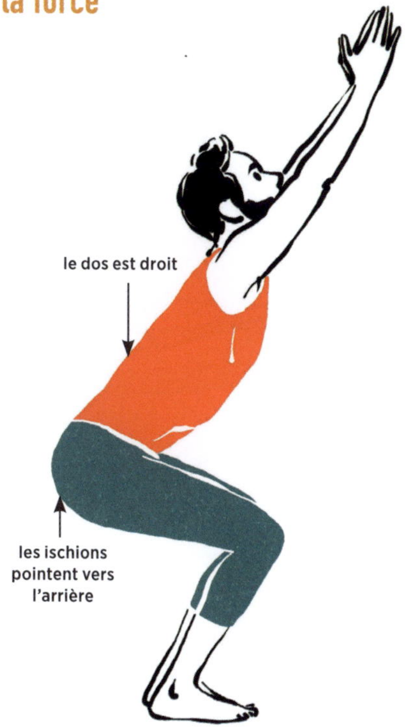

En sanskrit, *utkata* signifie force, puissance, feu. C'est tout dire ! Cette posture met le feu aux jambes et constitue un bon échauffement pour d'autres postures debout. D'un point de vue énergétique, elle réalise un pont entre la terre et le ciel : les pieds, fermement ancrés au sol, les bras étirés en prière vers le haut.

Le déroulé

- Debout, les pieds joints, fléchissez les genoux sur une expiration et baissez les fesses comme pour vous asseoir sur une chaise, les bras détendus et ballants. Selon votre force, vos cuisses arrivent plus ou moins à l'horizontale.
- Inspirez, engagez vos abdominaux, gardez le dos bien droit et levez les bras au ciel. Réalisez 3 à 4 respirations lentes et profondes dans la posture.

Les bienfaits

- ✔ Tonifie les muscles des jambes, stabilise le bassin et renforce les genoux et les chevilles.
- ✔ Fortifie la plante des pieds.
- ✔ Renforce le haut du dos et muscle les épaules.
- ✔ Ouvre la cage thoracique, permettant de respirer plus librement.
- ✔ Procure une sensation de force et de rectitude.

LES POSTURES INVERSÉES

Dans ces postures, la tête est plus basse que le cœur, ce qui inverse les pressions internes. Les organes pelviens et abdominaux sont vidés de leur sang qui reflue vers le cerveau, le cœur et les poumons, profondément irrigués. Les bienfaits physiques et mentaux sont profonds. Selon les écrits anciens, *Salamba sirsasana* (le Poirier) est le roi des asanas, tandis que *Salamba sarvangasana* (la Chandelle) en est la reine… C'est tout dire.

Le Pont, *Setu bandhasana*, entre deux rives

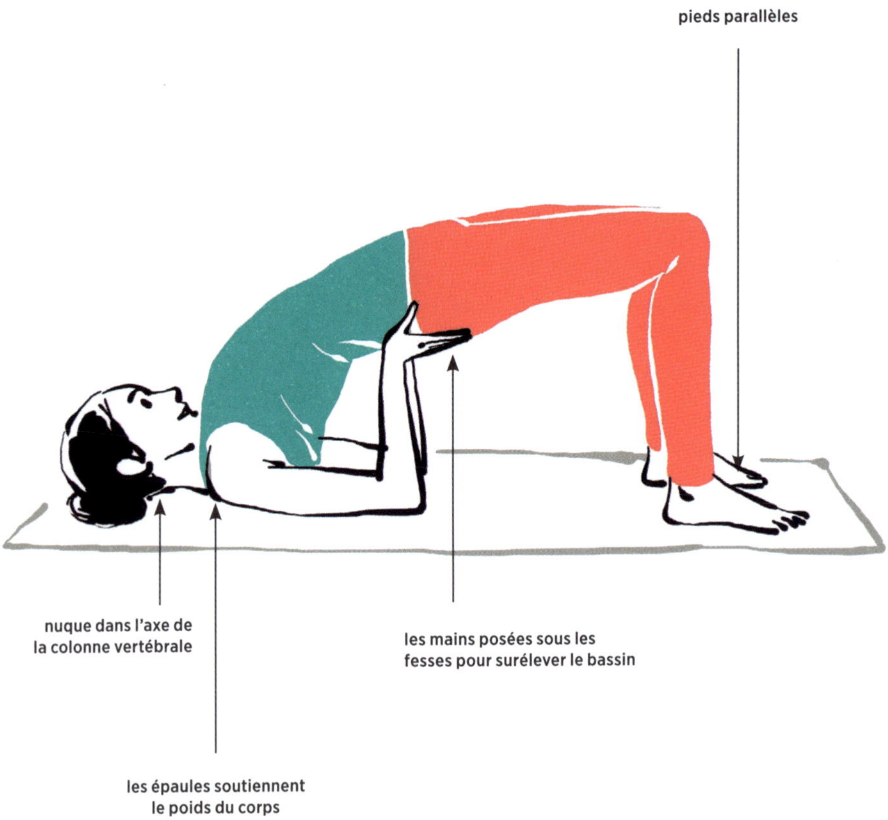
pieds parallèles
nuque dans l'axe de la colonne vertébrale
les mains posées sous les fesses pour surélever le bassin
les épaules soutiennent le poids du corps

Cette posture très accessible réalise à la fois une inversion et une extension de la colonne vertébrale.

Le déroulé

- Allongé au sol, le cou bien dans l'axe de la colonne, ramenez les genoux en crochet et posez les talons près des fesses, écartés de la largeur du bassin.
- Sur une inspiration, levez les hanches et soutenez-les avec les mains posées sous les fesses, les coudes sont sous les hanches. Décollez le dos jusqu'aux omoplates qui se rapprochent l'une de l'autre pour ouvrir la poitrine. La cage thoracique se rapproche du menton. Le cou est parfaitement étiré en gardant un petit espace entre les cervicales et le sol.
- Réalisez 3 à 4 respirations lentes et profondes dans la posture avant de reposer le dos au sol, vertèbre par vertèbre, sur une expiration.

Les bienfaits

- ✔ Relaxe le dos.
- ✔ Étire le cou.
- ✔ Ouvre la poitrine et la cage thoracique.
- ✔ Fortifie les épaules.
- ✔ Muscle les cuisses.

Le Chien tête en bas, *adho mukha svanasana*, pour voir le monde sous un autre angle

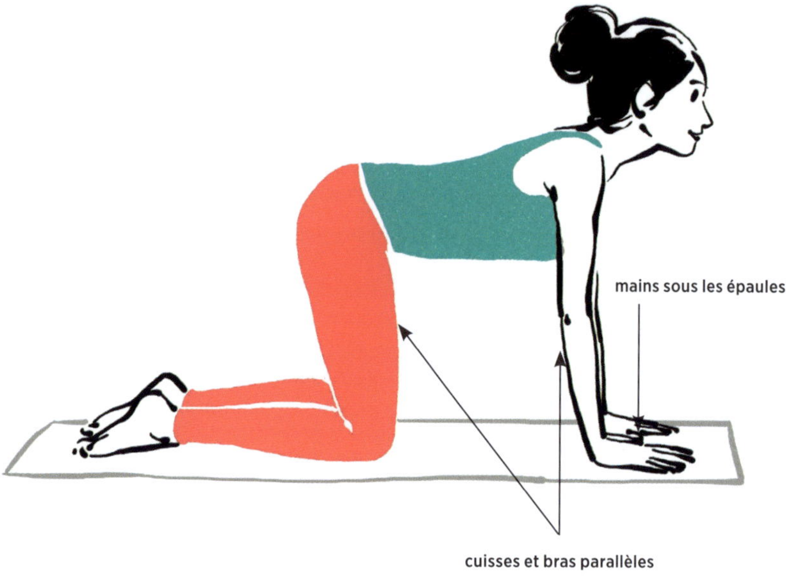

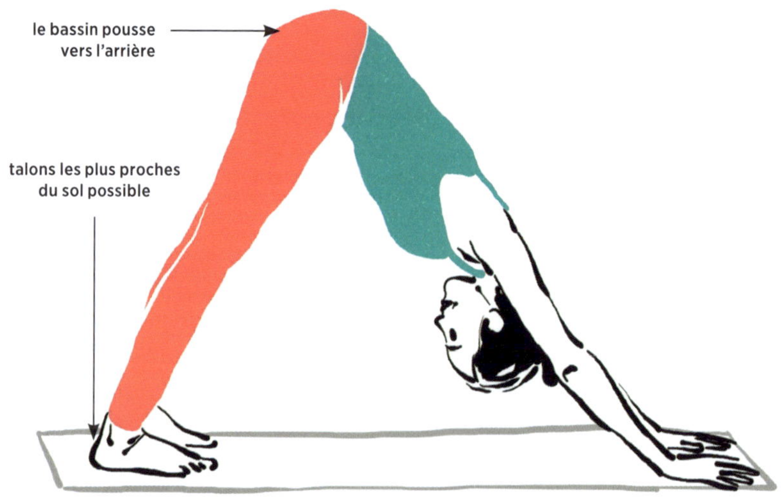

Cette posture classique, qui fait partie des enchaînements de la Salutation au soleil, réalise une inversion en appui sur les mains et les pieds. Comme la tête est plus basse que le cœur, elle constitue une excellente préparation à une posture inversée plus complète, mais aussi plus délicate, le Poirier.

Le déroulé

- À quatre pattes, les bras et les jambes formant deux angles droits avec le dos, placez les mains bien à plat au sol.
- À l'expiration, décollez les genoux, levez les fesses, tendez les jambes et les bras, étirez le bassin vers le haut tout en plaçant la tête entre les bras. Cherchez à coller les talons au sol. Le corps forme un « V » renversé.
- Inspirez puis, à l'expiration, contractez le périnée et rentrez le ventre en plaquant les abdominaux contre la colonne vertébrale, pour allonger encore le dos.
- Faites 3 à 4 respirations lentes et profondes dans la posture avant de revenir les genoux au sol.
- Relaxez-vous en posant les fesses sur les talons, genoux joints et le ventre sur les cuisses, les bras le long des jambes.

Les bienfaits

- ✔ Étire l'arrière des jambes et le dos tout en assouplissant les chevilles.
- ✔ Renforce les muscles des bras et assouplit les poignets.
- ✔ Fortifie le cœur et ralentit le rythme cardiaque.
- ✔ Irrigue intensément le cerveau et régénère le système nerveux.
- ✔ Calme l'hyperactivité mentale, combat la nervosité et les troubles du sommeil.

Le Poirier, *salamba sirsasana*, la posture royale

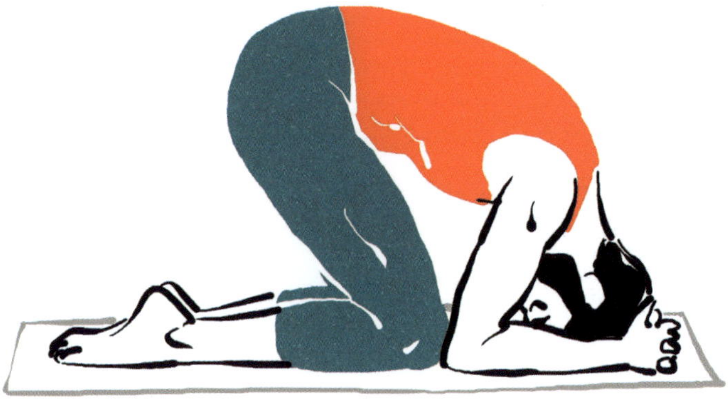

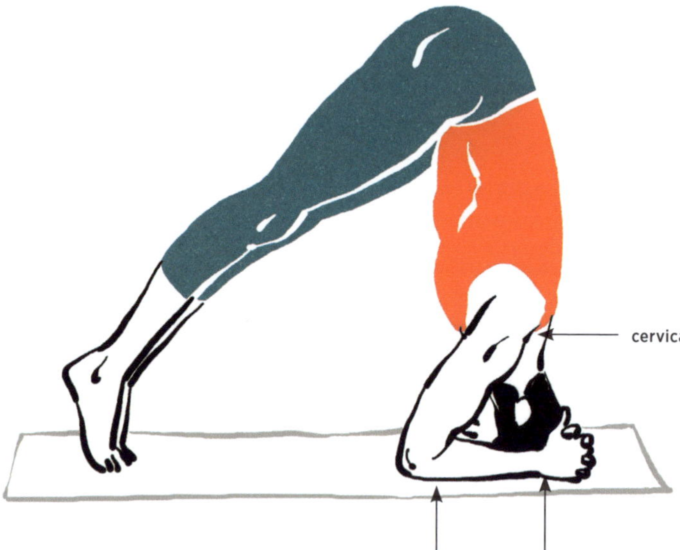
cervicales droites
sommet de la tête au sol
poids du corps sur l'avant des bras

Considéré comme la posture royale du yoga, le Poirier en équilibre sur la tête n'en est pas moins très délicat à réaliser seul chez soi. Nous vous décrivons ici une version simplifiée qui vous en apportera une grande partie des bienfaits.

Le déroulé

- À genoux au sol, posez les avant-bras devant vous, les mains jointes.
- Penchez la tête vers l'avant pour venir la déposer entre vos bras. Vous pouvez la poser sur une couverture repliée ou un petit coussin souple.
- En appui sur le sommet du crâne, expirez puis décollez les orteils et poussez les fesses vers le haut, en redressant les jambes, le torse perpendiculaire au sol. Le corps est soutenu par les avant-bras, sans pression exercée sur la tête. Rapprochez les pieds de la tête en faisant de petits pas au sol.
- Réalisez 3 à 4 respirations lentes et profondes dans la posture avant de revenir à genoux
- Relaxez-vous en posant les fesses sur les talons, genoux joints et le ventre sur les cuisses, les bras le long des jambes.

Les bienfaits

- ✔ Provoque une irrigation intense du cerveau, siège de la connaissance, du discernement, de la sagesse et de l'esprit.
- ✔ Clarifie les pensées.
- ✔ Équilibre le système nerveux et calme le mental.
- ✔ Dynamise la mémoire.

La Chandelle, *Salamba sarvangasana*, la posture reine

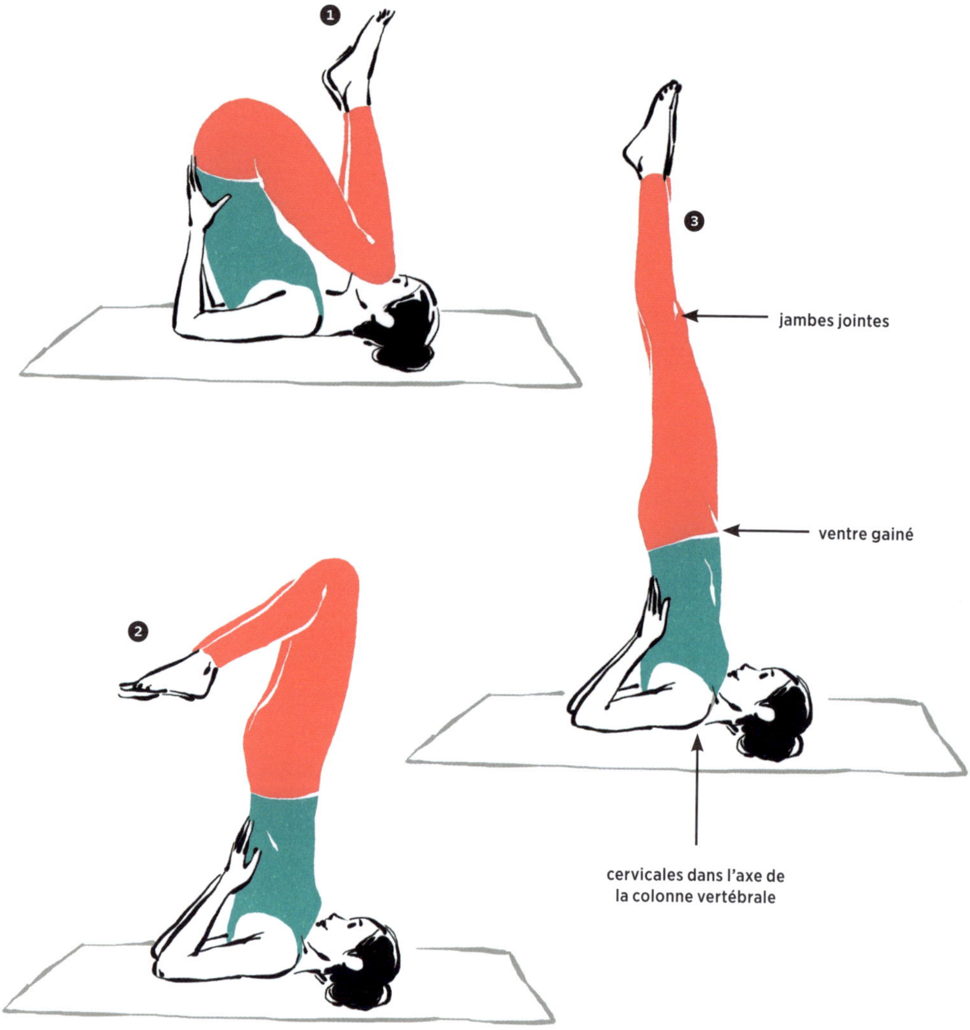

Cette posture inversée amène du sang frais au niveau du cœur, du cou et de la tête et refluer le sang stagnant des jambes. Effet revigorant garanti !

Le déroulé

- Allongé au sol, les genoux pliés, placez les bras de chaque côté du corps, les paumes des mains vers le ciel.
- Sur une expiration, soulevez légèrement les hanches et amenez les genoux vers la poitrine (figure 1).
- Inspirez puis, sur une nouvelle expiration, soulevez les fesses en contractant vos abdominaux et montez les hanches à la verticale en les soutenant avec les mains, genoux repliés (figure 2).
- Inspirez puis, sur une nouvelle expiration, levez les jambes à la verticale. Le poids du corps repose sur les épaules et les bras. Faites 3 à 4 respirations dans la posture (figure 3).
- Sur une expiration, pliez les genoux puis ramenez les cuisses vers le ventre avant de reposer les fesses puis les pieds au sol.
- Relaxez-vous quelques minutes en position allongée.

Les bienfaits

- ✔ Abaisse la tension artérielle.
- ✔ Calme les palpitations cardiaques, soulage l'essoufflement.
- ✔ Fait affluer du sang frais au niveau du cerveau.
- ✔ Calme les crises de migraine.
- ✔ Facilite la digestion et améliore le transit intestinal.
- ✔ Soulage les jambes lourdes, aide à soigner les hémorroïdes et les varices.
- ✔ Combat les descentes d'organes.
- ✔ Stimule la thyroïde.
- ✔ Assouplit le cou et la colonne vertébrale.

Adaptation

- Pour soulager la pression au niveau des cervicales, placez une ou deux couvertures pliées sous les épaules, la tête reposant sur le sol.

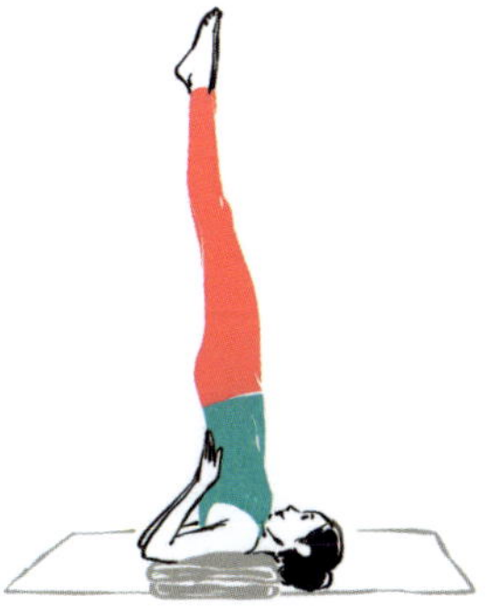

Le Grand angle debout, *Prasarita Padottanasana*, pour détendre le système nerveux

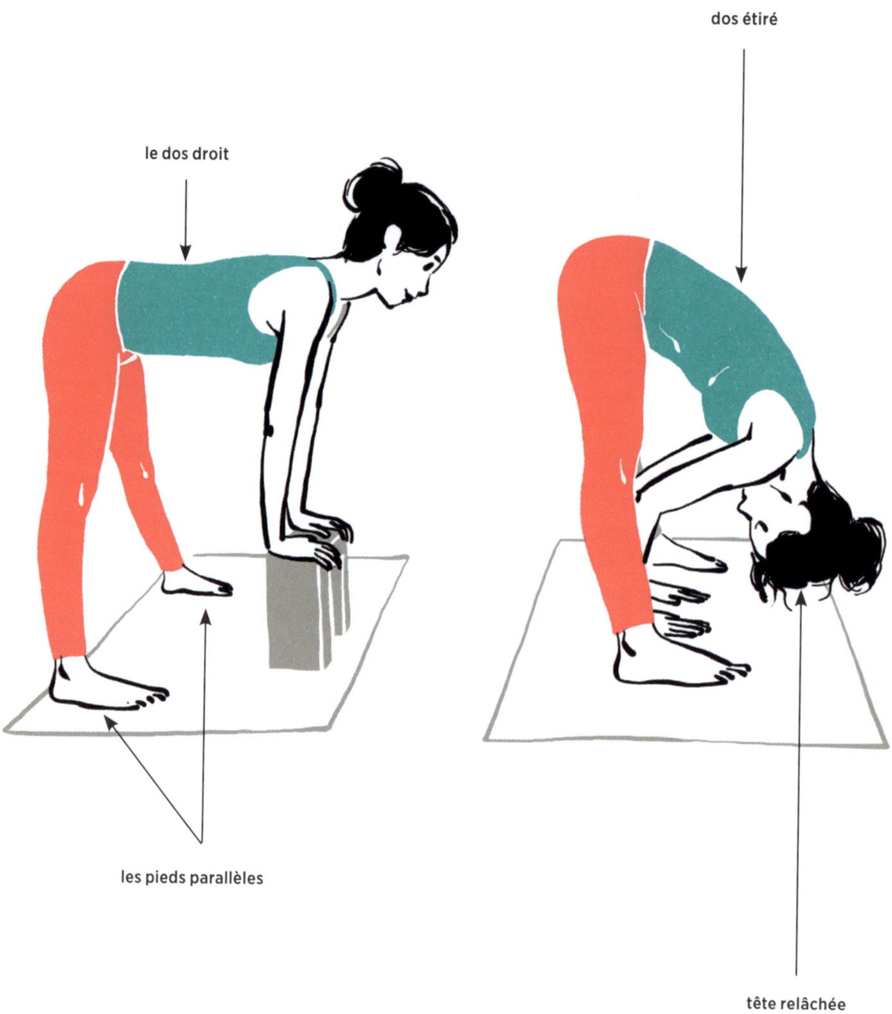

Cette variante de la Pince debout (*Utthanasana*), combine les bienfaits d'une inversion et d'une flexion vers l'avant.

Le déroulé

- Debout, écartez largement les jambes, en gardant les pieds parallèles et bien à plat au sol.
- Penchez le buste vers l'avant à partir des hanches, en gardant le dos droit.
- Déposez les mains à plat au sol entre les pieds ou bien sur deux briques si l'étirement du dos est trop intense.
- Effectuez plusieurs respirations dans la posture.
- Pour vous redresser, posez vos mains en appui sur le haut des cuisses et relevez le dos vertèbre par vertèbre sur une inspiration.

Les bienfaits

- ✔ Assouplit le dos
- ✔ Stimule les organes de la digestion et améliore le transit intestinal
- ✔ Relaxe le système nerveux
- ✔ Améliore la circulation sanguine dans le cerveau

LES FLEXIONS VERS L'AVANT

Dans ces postures, la colonne vertébrale est étirée vers l'avant, ce qui permet de la détendre et ouvre la respiration dans le haut du dos. Les vertèbres s'écartent légèrement, libérant les filets nerveux qui émergent des trous de combinaison. À l'inverse, les organes abdominaux et sexuels sont comprimés, le sang et les toxines en sont chassés. Au retour à la position normale, la levée de la compression provoque un afflux de sang frais régénérateur. La circulation sanguine vers le cerveau est régulée, le rythme cardiaque s'apaise, le système nerveux se relaxe.

La Pince, *Paschimottanasana*, un afflux d'énergie dans le dos

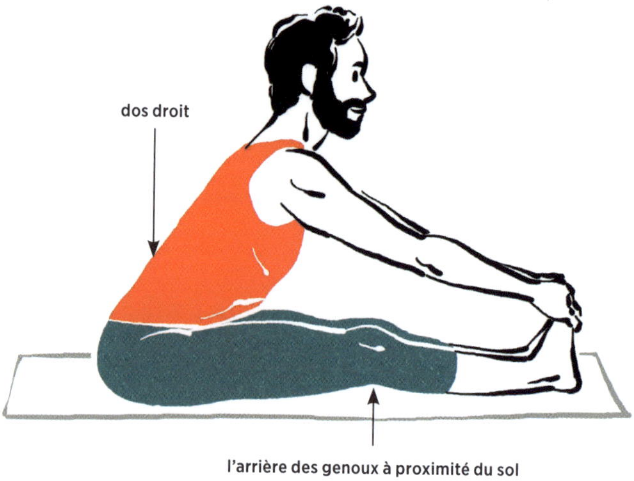
dos droit
l'arrière des genoux à proximité du sol

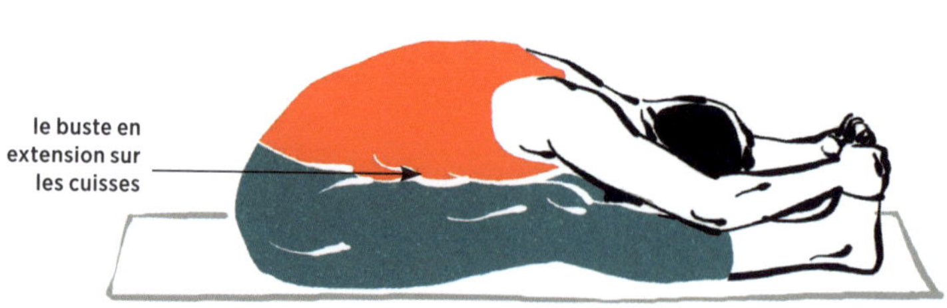
le buste en extension sur les cuisses

La Pince fait circuler l'énergie vitale (ou *prana*) le long du canal central que constitue la colonne vertébrale. Au fur et à mesure que le dos s'assouplit dans la posture, l'espace intervertébral se dilate, la moelle épinière est mieux irriguée et l'afflux d'énergie devient plus perceptible.

Le déroulé

- Asseyez-vous, les jambes jointes et tendues devant vous, le dos droit, le ventre rentré.
- À l'inspiration, levez les bras au ciel et étirez-vous.
- À l'expiration, penchez-vous à partir du bassin, allongez le torse vers les genoux et ramenez les bras vers l'avant pour venir saisir les chevilles ou le bord externe des pieds si vous êtes suffisamment souple. Inspirez et expirez tranquillement dans la posture.
- Si vous le pouvez, progressez dans la flexion en allongeant le buste sur les cuisses et en venant cueillir la plante des pieds avec les mains.

Les bienfaits

- ✔ Étire et détend la colonne vertébrale.
- ✔ Assouplit les muscles et les ligaments postérieurs des jambes, ce qui détend le nerf sciatique.
- ✔ Améliore la mobilité des articulations du bassin.
- ✔ Comprime les organes de l'abdomen et active leur fonctionnement.
- ✔ Lutte contre la constipation et facilite la digestion.
- ✔ Chasse la graisse au niveau des hanches et du ventre.
- ✔ Diminue le stress et l'anxiété et favorise le sommeil.

La Tête au genou, *Janu sirsasana*, la posture de l'humilité

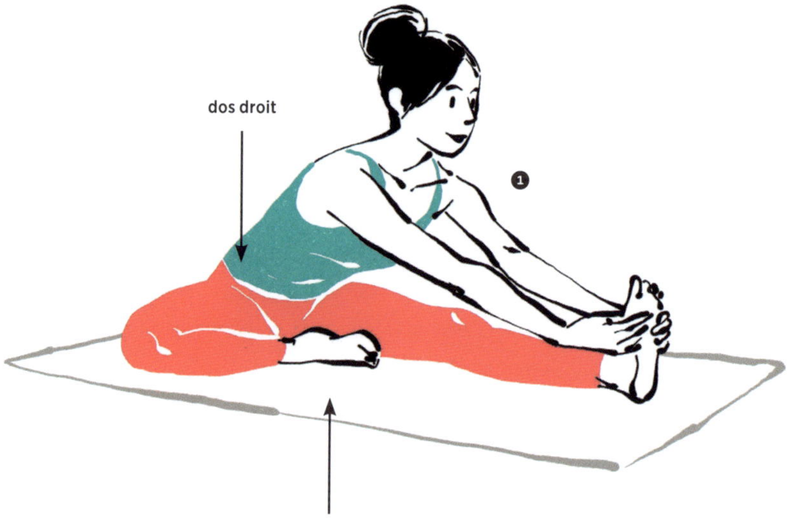

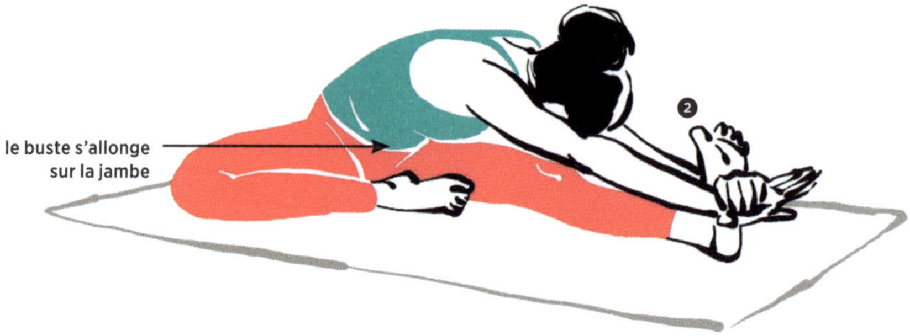

Dans cette posture, la tête, siège de l'esprit, de l'entêtement et de l'ego, est invitée à se pencher vers le genou, symbole de l'humilité dans le yoga. Tout un programme ! À méditer lorsque vous adoptez cette *asana* qui, par ailleurs, détendra et fortifiera votre colonne vertébrale.

Le déroulé

- Assis, repliez le genou droit et posez-le au sol à droite pour ouvrir la hanche. Rapprochez le plus possible le pied droit du bassin jusqu'à ce qu'il touche l'intérieur de la cuisse gauche. La jambe gauche est allongée au sol, le pied relevé.
- Sur une inspiration, levez les bras à la verticale et étirez la colonne vers le haut.
- À l'expiration, penchez-vous à partir de la taille vers le genou gauche et ramenez les bras vers l'avant pour venir saisir la cheville ou les bords du pied. Inspirez et expirez tranquillement dans la posture (figure 1).
- Si vous le pouvez, progressez dans la flexion en allongeant le buste sur la cuisse et en venant cueillir la plante du pied avec les mains. Posez le front sur le genou ou amenez-le le plus près possible du genou, sans arrondir le dos (figure 2). Vous pouvez aussi vous aider d'une lanière et poser votre tête sur un bloc posé près du genou, à l'intérieur.
- Sur une inspiration, redressez-vous lentement et reprenez la posture de l'autre côté.

Les bienfaits

- ✔ Étire la colonne, détend le dos et corrige peu à peu la lordose et le dos voûté.
- ✔ Calme le cœur et apaise le mental.
- ✔ Tonifie les muscles de l'abdomen.
- ✔ Assouplit l'arrière des jambes et décomprime le nerf sciatique.
- ✔ Diminue le stress et l'anxiété et favorise le sommeil.
- ✔ Sur un plan mental, chasse l'orgueil.

L'Enfant, *Balasana*, à l'abri dans sa coquille

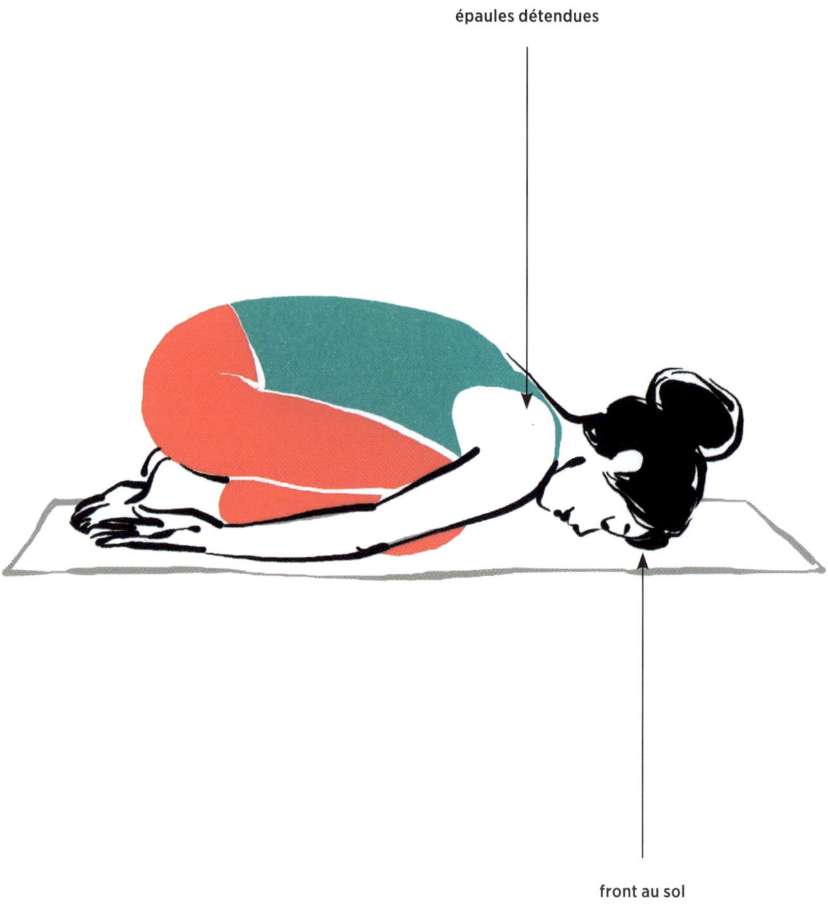

Voici une posture très relaxante, souvent adoptée pour se reposer entre deux *asanas* plus exigeantes. Évoquant la forme fœtale (*bala* signifie « jeune », « pas complètement formé »), elle procure un sentiment d'intériorisation lié à la position repliée sur soi.

Le déroulé

- ☯ Assis sur les genoux, les fesses sur les talons et la tête posée près des genoux, placez les bras le long du corps et laissez vos épaules s'affaisser vers le sol. Inspirez et expirez tranquillement dans la posture.
- ☯ Vous pouvez accentuer l'étirement du bas du dos en écartant les genoux, en étendant les bras et en déposant le torse au sol. Cette variante libère le ventre de toute compression et peut être adoptée par les femmes enceintes.

Les bienfaits

- ✔ Relaxe tout le dos.
- ✔ Comprime les organes du ventre qui s'en trouvent régénérés, comme essorés de leurs toxines.
- ✔ Incite à respirer par les flancs et par la partie postérieure du thorax.
- ✔ Amène du sang frais au cerveau.
- ✔ Permet de se recentrer et de s'intérioriser.

LES TORSIONS VERTÉBRALES

Dans ces *asanas*, la colonne est étirée puis tournée autour de son axe, vers la droite puis la gauche, ce qui assouplit tout le dos, rectifie la posture et ouvre la cage thoracique. Les torsions favorisent la circulation sanguine vers les nerfs spinaux et améliorent le flux énergétique vers la moelle épinière. Leur effet est profondément régénérant et relaxant. Les organes pelviens et abdominaux sont comprimés et pressés, ce qui les stimule et les « essore » de toutes les toxines. Lorsque la posture est relâchée, ils sont baignés par un afflux de sang frais qui les tonifie. Reins, rate, pancréas, foie, estomac, intestins, utérus, prostate : tous ces organes bénéficient de l'effet mécanique et énergétique des torsions.

La posture du Sage Marichy, *Marichyasana*, l'effet détox

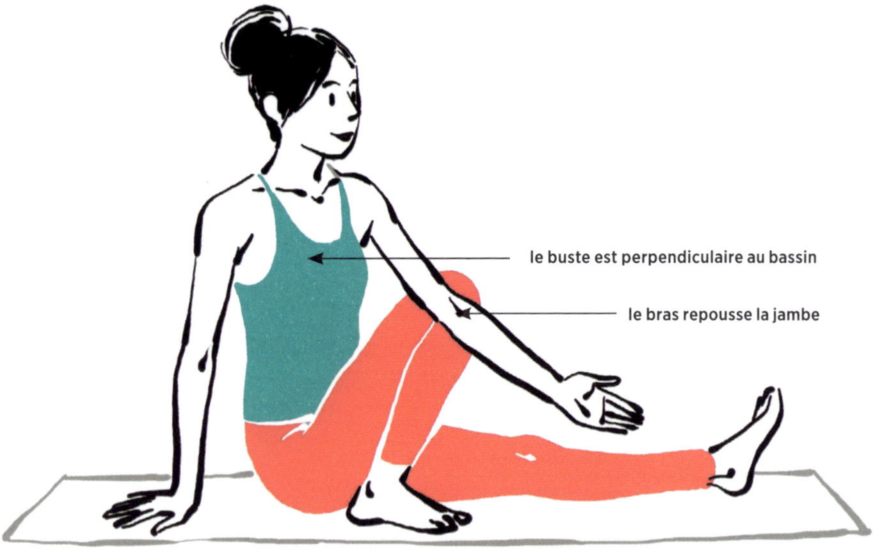

Cette *asana* est dédiée au sage Marichy. Sa pratique régulière étire le corps tout entier, depuis les cervicales jusqu'à la pointe des pieds.

Le déroulé

- ☯ Assis, tendez la jambe gauche et repliez la jambe droite en ramenant le talon vers la fesse, le pied à plat, le genou vers le ciel.
- ☯ Placez la main droite à environ 30 cm de la fesse droite.
- ☯ Inspirez, levez le bras gauche et étirez le plus possible la colonne.
- ☯ Sur une expiration, tournez le torse vers la droite et placez le bras gauche à l'extérieur du genou droit. Tournez le regard vers la droite.
- ☯ À chaque inspiration, grandissez la colonne et à chaque expiration, prenez un peu plus de torsion.
- ☯ Au bout de quelques minutes, revenez en position initiale et reprenez la torsion de l'autre côté.

Les bienfaits

- ✔ Tonifie et masse les organes abdominaux et pelviens.
- ✔ Soulage le mal de dos.
- ✔ Assouplit le torse, les épaules et le cou.
- ✔ Stimule le transit intestinal.
- ✔ Combat la graisse abdominale.

La Torsion allongée, *Jathara parivartanasana*, l'essorage intérieur

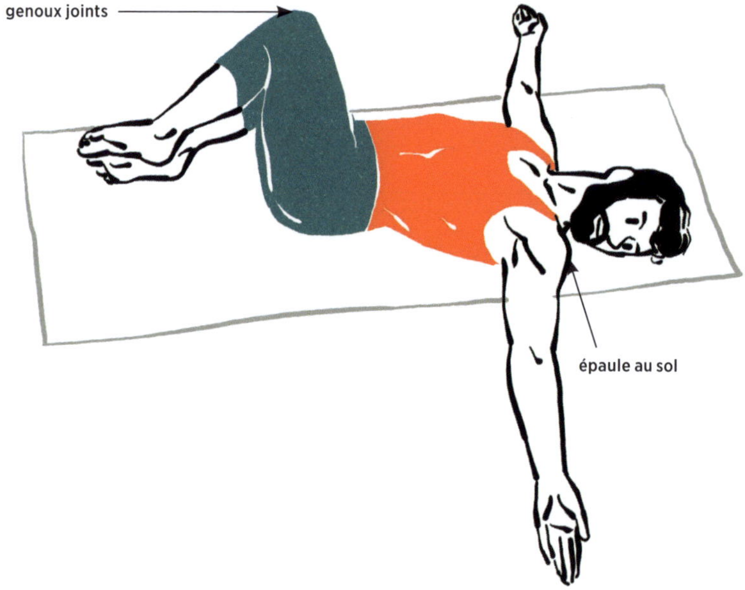

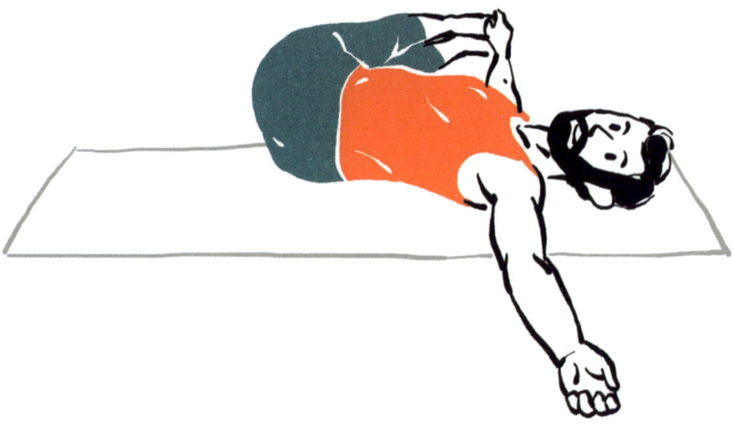

Jathara désigne l'estomac ou le ventre, *parivartana* signifie enrouler, tourner autour. En deux mots, on a compris tout l'intérêt de cette posture qui réalise un grand nettoyage abdominal.

Le déroulé

- Allongé au sol, genoux joints et relevés en crochet, pieds et talons proches du bassin, les bras allongés en croix au sol avec les paumes vers le ciel.
- Sur une expiration, descendez les genoux vers la droite et tournez la tête vers la gauche.
- Inspirez puis sur une nouvelle expiration, allongez les jambes vers la droite, jusqu'à ce que les orteils touchent presque les doigts de la main droite. Pour ne pas forcer sur le dos, serrez le périnée et le bas du ventre en plaquant les abdominaux contre la colonne vertébrale. Cherchez à garder le plus possible l'épaule gauche plaquée au sol.
- Inspirez et expirez dans la posture pendant une vingtaine de secondes avant de replier les genoux, de les remonter sur la poitrine puis de reprendre la posture de l'autre côté.

Les bienfaits

- ✔ Étire la colonne en spirale.
- ✔ Ouvre alternativement tout le côté gauche et droit de la cage thoracique.
- ✔ Assouplit les hanches.
- ✔ Réduit la graisse abdominale.
- ✔ Stimule l'activité du foie, de la rate et du pancréas.
- ✔ Soulage les gastrites et fortifie l'intestin.

Le Triangle en torsion, *Trikonasana*, la géométrie parfaite

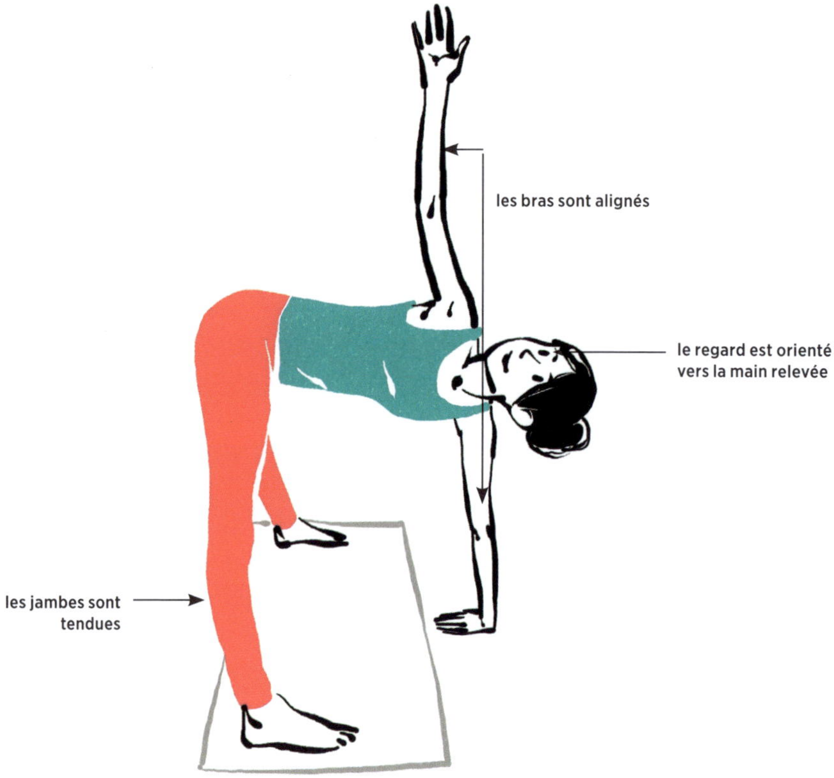
les bras sont alignés
le regard est orienté vers la main relevée
les jambes sont tendues

Dans cette posture, votre corps prend la forme d'un triangle avec une large base, qui étire intensément le tronc et les jambes, alternativement du côté droit et du côté gauche.

Le déroulé

- Debout, écartez largement les jambes. Ouvrez les bras en croix à la hauteur des épaules, paumes des mains vers le bas.
- Inspirez puis sur l'expiration, poussez légèrement vos fesses vers l'arrière et penchez votre buste vers l'avant le dos plat. Réinspirez dans cette posture.

- Expirez et venez poser votre main gauche au sol (ou sur une brique) entre vos deux pieds, le poignet de la main vers l'avant. Le buste et la tête pivotent vers la droite tandis que le bras droit se lève à la verticale, dans l'alignement des épaules. Votre regard se tourne vers le haut en direction de votre main relevée. Ouvrez votre poitrine et cherchez à maintenir vos deux bras bien alignés dans l'axe des épaules. Si l'extension du bras droit vous fatigue, vous pouvez aussi poser la main au niveau de la hanche.
- Maintenez la posture pendant 3 à 4 respirations. À chaque inspiration, cherchez à étirer le bras du haut, comme pour vous grandir dans la posture.
- Puis sur une expiration, relâchez le bras du haut et venez poser la main droite près de la gauche pour détendre la nuque, les bras et le dos. Inspirez et expirez plusieurs fois dans cette posture, tête entre les jambes.
- Puis rapprochez les deux jambes, posez les mains sur le haut des cuisses et sur une inspiration, redressez lentement le dos vertèbre par vertèbre pour revenir debout et joindre les deux pieds.
- Respirez calmement avant de reprendre la posture de l'autre côté.

Les bienfaits

- ✔ Assouplit la colonne vertébrale et la nuque.
- ✔ Ouvre la cage thoracique, favorisant ainsi la respiration latérale.
- ✔ Tonifie les jambes, les hanches et les chevilles.
- ✔ Renforce les muscles qui soutiennent la voûte plantaire, ce qui corrige les déformations du pied.
- ✔ Muscle les épaules et développe leur alignement.
- ✔ Masse et tonifie les organes de la digestion et de la région pelvienne.
- ✔ Améliore le sens de l'équilibre.
- ✔ Développe la concentration et la stabilité de l'esprit.

La Torsion assise, *Vakrasana,* pour stimuler le transit

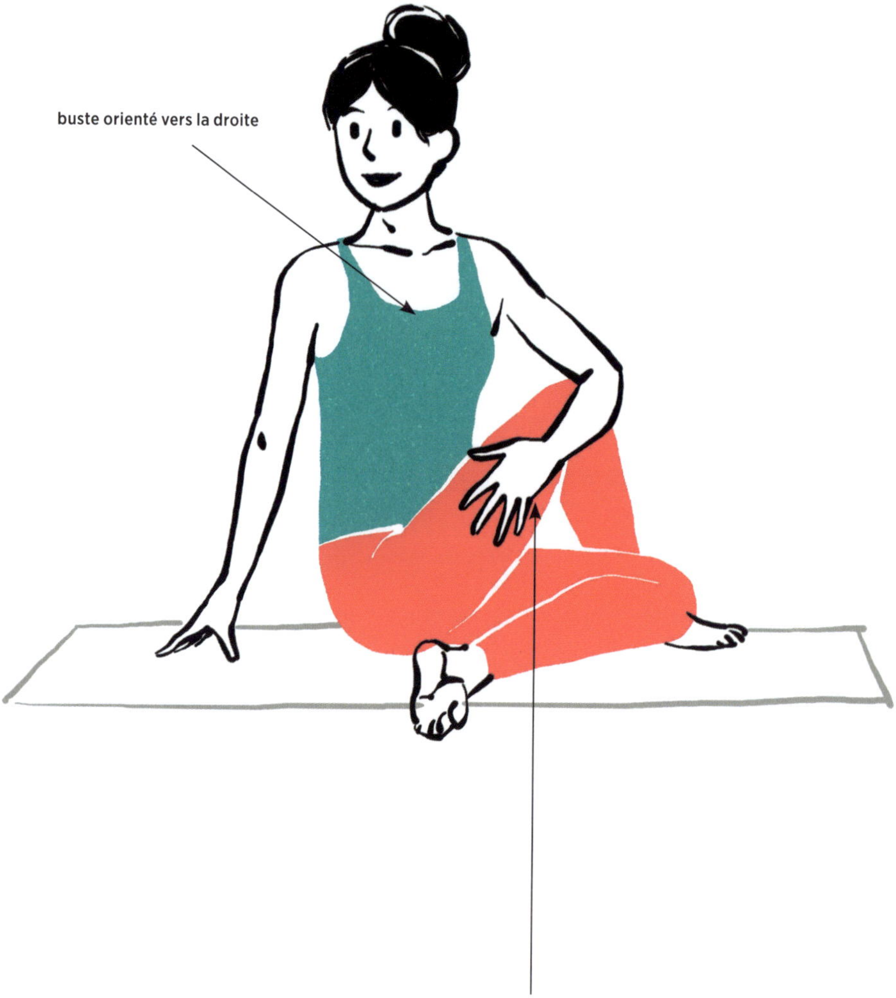

Le déroulé

- Assis, pliez la jambe gauche de façon à amener le pied vers la fesse droite.
- Placez le pied droit devant le genou gauche.
- Placez la main droite à 30 centimètres de la fesse droite.
- Levez le bras gauche et étirez-vous sur une inspiration.
- Sur l'expiration, tournez le buste à partir de la taille vers la droite, la main gauche vient se poser sur le côté de la cuisse droite, le regard est tourné vers l'arrière, le dos reste droit.
- Faites plusieurs respirations dans la posture avant de revenir sur une inspiration et de reprendre la posture de l'autre côté.

Les bienfaits

- ✔ Étire et assouplit la colonne vertébrale.
- ✔ Ouvre la cage thoracique.
- ✔ Stimule les organes de la digestion et améliore le transit intestinal.

LES POSTURES ASSISES

Elles assouplissent toutes les articulations du bas du corps en sollicitant tout particulièrement les hanches, les genoux, les chevilles, les pieds et les muscles de l'aine. Contrairement à la position « avachie » sur une chaise, elles doivent être tenues avec un dos tonique, ce qui corrige les déviations, les lordoses ou les voussures de la colonne. Certaines ont déjà été présentées dans leurs parties respectives (la Pince, la Torsion assise, la Tête au genou). Nous complétons ici par trois postures classiques du yoga.

Le Bateau, *Navasana*, le feu intérieur

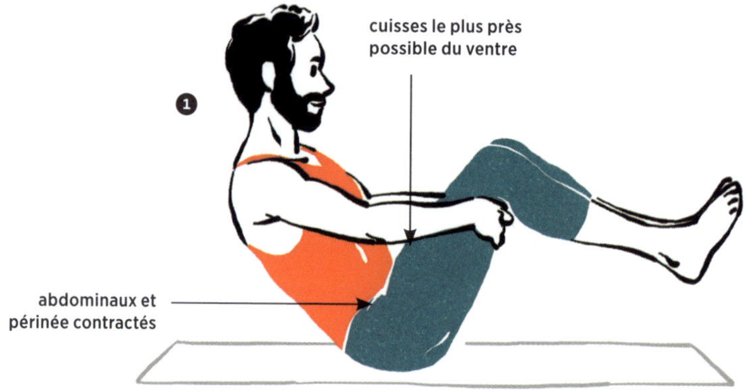

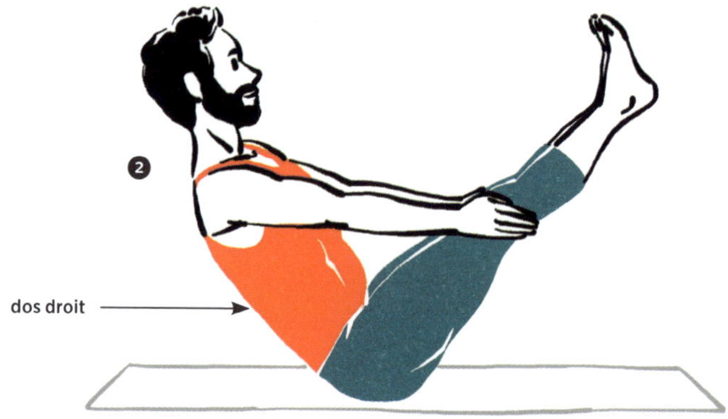

Cette posture tonifie le centre du corps, siège du « feu digestif », qui constitue un nœud énergétique essentiel. En l'effectuant, vous sentirez votre « chauffage central » se mettre en route.

Le déroulé

- ☯ Assis au sol, pliez les genoux et cueillez l'arrière de vos cuisses avec les mains, le dos droit.
- ☯ À l'expiration, décollez les pieds du sol, en contractant les abdominaux et en vous aidant de vos mains pour soutenir les jambes. Vous êtes légèrement penché en arrière, mais vous gardez le dos droit et détendu (figure 1).
- ☯ Inspirez puis, sur une nouvelle expiration, cherchez à étendre vos jambes sans prendre la force dans le dos. Seuls les abdominaux travaillent. Si la posture est trop difficile dans un premier temps, gardez les jambes pliées. Dans cette posture, faites 3 à 4 respirations avant de reposer les pieds au sol (figure 2).

Les bienfaits

- ✔ Tonifie les abdominaux profonds, en prévention des douleurs dorsales.
- ✔ Renforce le dos.
- ✔ Amincit la taille et fortifie les reins.
- ✔ Stimule le « feu digestif ».

Le Papillon, *Baddha konasana*, pour fortifier ses bases

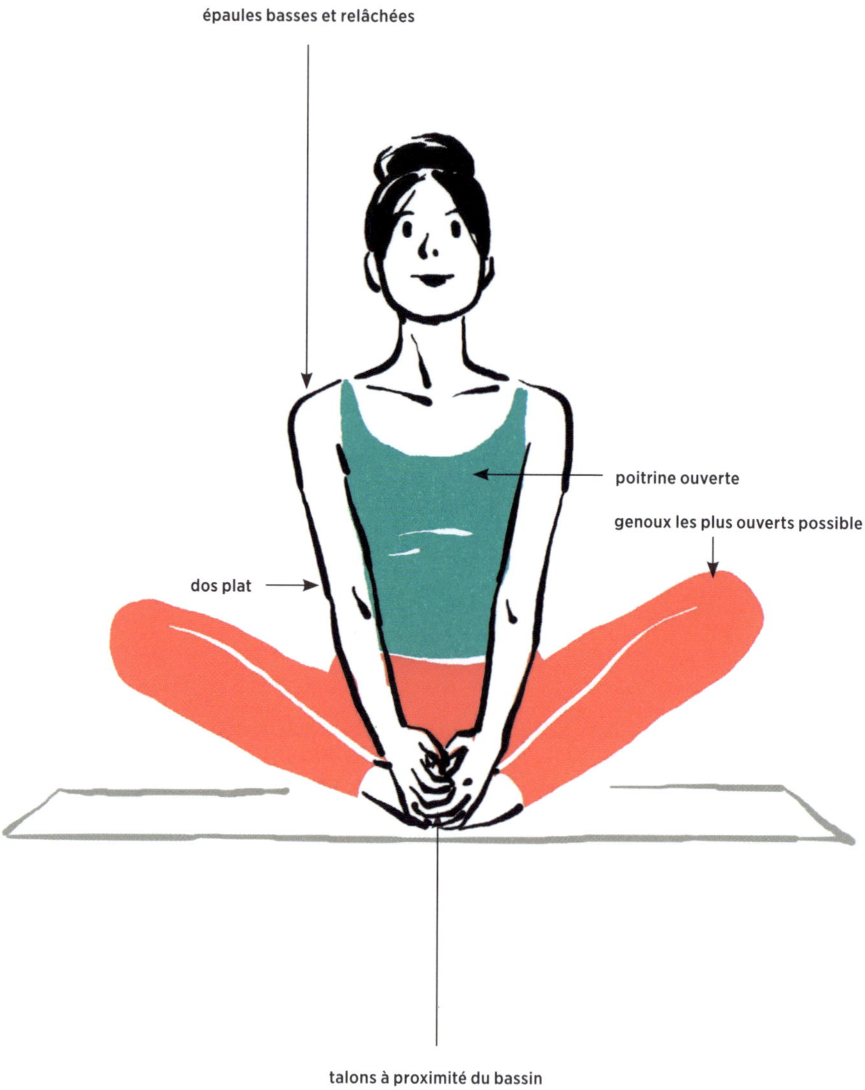

Cette posture toute simple a de nombreux effets bénéfiques au niveau du bassin, des voies urinaires et des organes sexuels féminins et masculins.

Le déroulé

- Assis au sol ou sur un coussin de yoga, le dos droit, pliez vos genoux de façon à laisser tomber vos jambes sur le côté, les pieds face à face, les talons proches du bassin.
- Encerclez vos pieds avec vos mains croisées et respirez profondément dans la posture en allongeant le dos et en ouvrant la poitrine.
- Puis placez les coudes sur les cuisses pour ouvrir davantage les hanches. Inspirez et expirez dans la posture.
- Sur une expiration, penchez le buste vers l'avant et cherchez à le rapprocher le plus près du sol, dos plat. Inspirez et expirez 3 à 4 fois dans la posture avant de vous redresser.

Les bienfaits

- ✔ Détend et ouvre les hanches.
- ✔ Soulage les douleurs de sciatique et prévient les hernies.
- ✔ Excellente posture pour préparer à l'accouchement.
- ✔ Tonifie la vessie, les reins et la prostate et prévient les troubles urinaires.
- ✔ Régularise le fonctionnement des ovaires et le cycle menstruel.

Le Lotus, *Padmasana*, la posture de la méditation

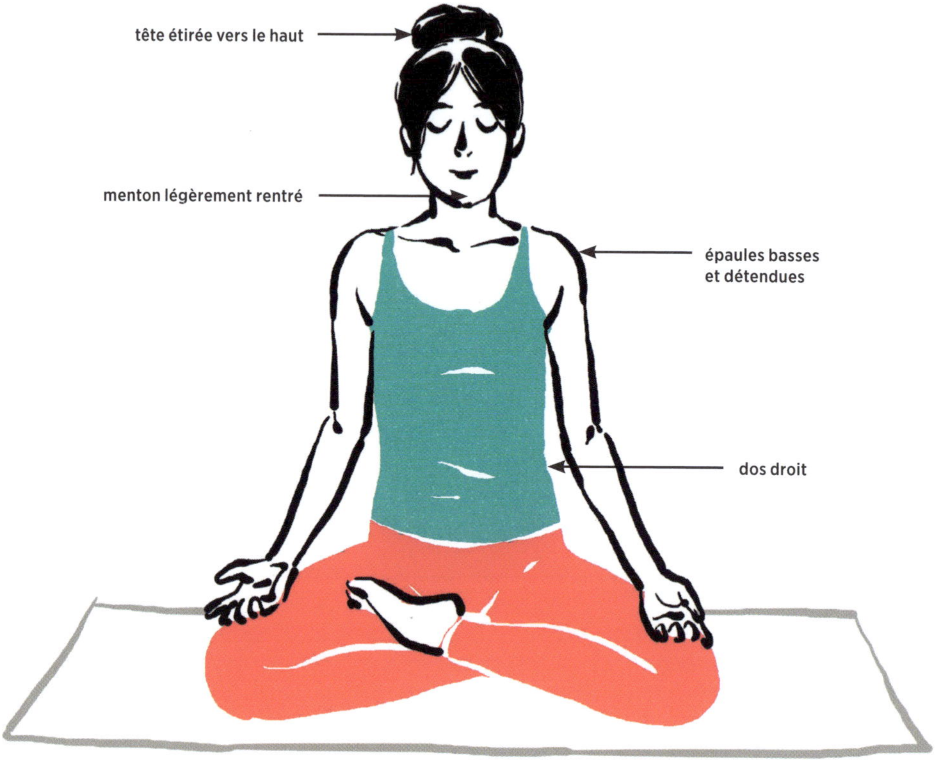
tête étirée vers le haut
menton légèrement rentré
épaules basses
et détendues
dos droit

Cette posture, dans laquelle est souvent représenté le Buddha, est considérée comme la posture assise la plus stable et donc la plus appropriée pour pratiquer les exercices respiratoires (*pranayama*) ou pour entrer en méditation. Nous vous en indiquons ici une version adaptée (qualifiée de demi-Lotus) plus facile pour nos hanches et genoux d'Occidentaux pas toujours assez préparés à l'exercice.

Le déroulé

- Assis en tailleur au sol, saisissez le pied droit et posez-le sur la cuisse gauche au-dessus du pied gauche, le talon proche du nombril (si cette posture est trop difficile à tenir, reposez le pied droit au sol et placez-le devant le pied gauche).
- Allongez les bras en plaçant la main droite sur le genou droit et la gauche sur le genou gauche.
- Le dos bien droit, faites plusieurs respirations lentes et profondes dans la posture.

Les bienfaits

- ✔ Procure de la détente.
- ✔ Donne le sentiment d'enracinement.
- ✔ Favorise l'intériorisation et calme le mental.
- ✔ Assouplit les hanches, les genoux et les chevilles.
- ✔ Tonifie les organes abdominaux et la colonne vertébrale.

Le Diamant, *Vajrasana*, l'ami de la digestion

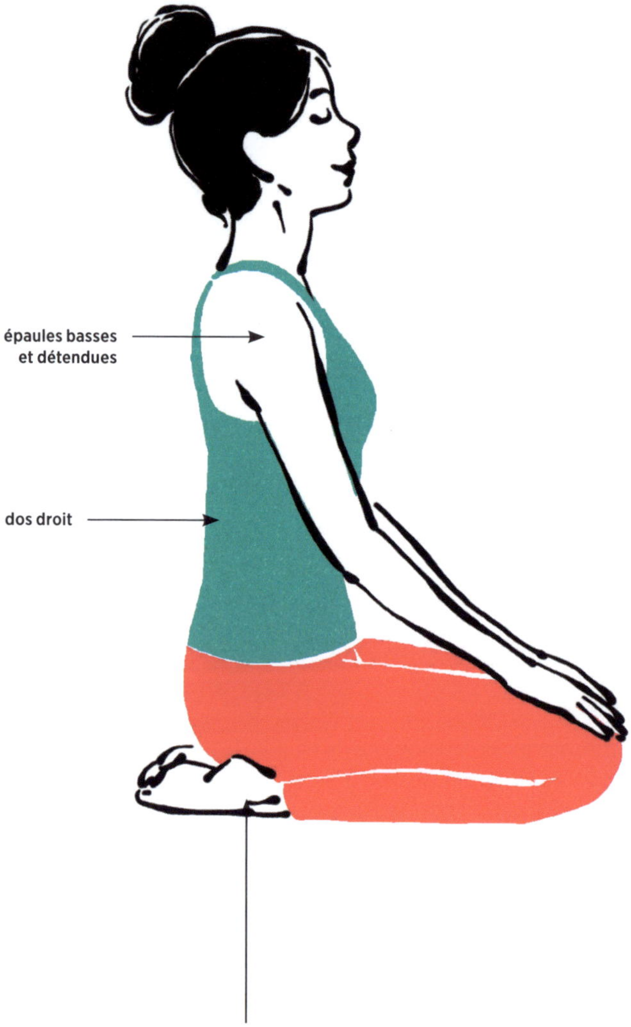

Cette posture très accessible et confortable est une alternative au Lotus ou au demi-Lotus pour pratiquer la méditation. Il s'agit d'une des rares postures que l'on peut adopter immédiatement après un repas, pour faciliter la digestion.

Le déroulé

- Asseyez-vous sur vos talons, les gros orteils et les genoux en contact.
- Si la posture est difficile au début, vous pouvez placer un coussin sous les fesses
- Gardez le dos droit, la poitrine ouverte, les mains posées sur les cuisses.

Les bienfaits

- ✔ Stimule la circulation du sang dans la région pelvienne et abdominale.
- ✔ Excellente posture pour faciliter la digestion.
- ✔ Prévient la formation des hémorroïdes.
- ✔ Soulage les douleurs menstruelles.

La Tête de Vache, *Gomukhasana*, les bras et les jambes

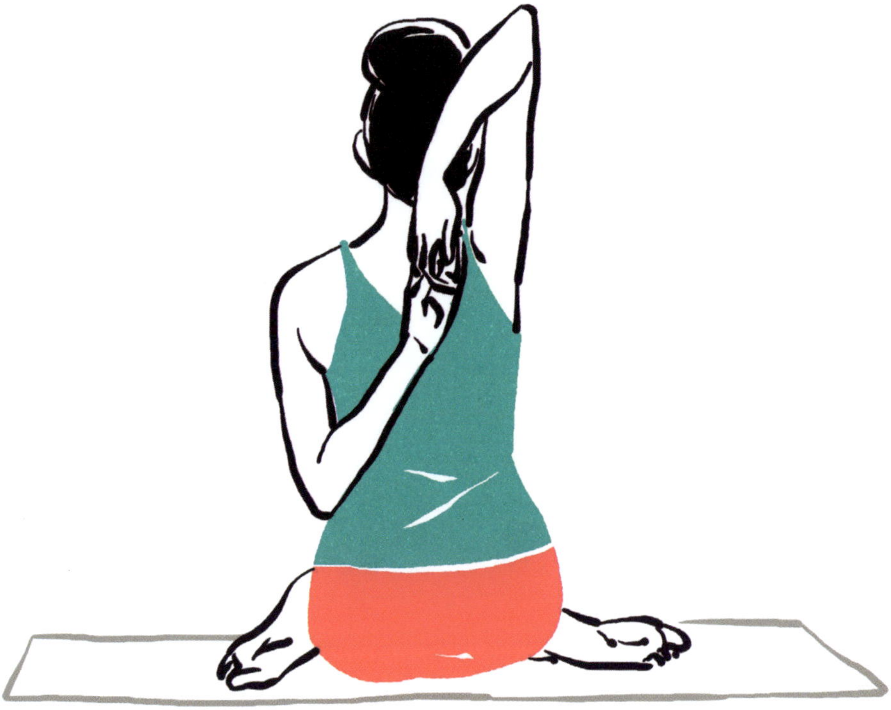

Cette posture en assise agit sur toutes les articulations. Elle assouplit les genoux et les hanches, dévoûte le haut du dos, libère la région des épaules et étire les cervicales. L'énergie circule mieux depuis le bas de la colonne jusqu'au sommet du crâne.

Le déroulé

- Mettez-vous à 4 pattes puis glissez le mollet droit devant le genou gauche, écartez le pied gauche vers la droite et le pied droit vers la gauche comme pour former un X avec vos mollets. Le genou droit est au-dessus du genou gauche. Asseyez-vous entre vos deux pieds.
- Levez le bras droit derrière la tête, puis pliez le coude derrière le sommet du crâne. Pliez le bras gauche derrière le dos et, si vous le pouvez, saisissez les doigts de la main gauche avec ceux de la main droite. Sinon, rapprochez le plus possible les mains l'une de l'autre dans le dos et saisissez votre lanière dans chaque main. La tête est en appui sur l'avant-bras droit. Effectuez trois à quatre respirations dans la posture.
- Revenez à quatre pattes pour prendre la posture de l'autre côté. Cette fois-ci, le mollet gauche passe devant le genou droit. Le pied droit s'écarte vers la gauche et le pied gauche s'écarte vers la droite. Asseyez-vous entre vos deux pieds écartés. Le genou gauche est au-dessus du genou droit.
- Inversez les bras. Le bras gauche est levé, coude plié au sommet de la tête, le bras droit est abaissé, coude plié derrière le dos. Saisissez les doigts de la main droite avec ceux de la main gauche ou, à défaut, attrapez une lanière derrière le dos. La tête est en appui sur l'avant-bras gauche. Effectuez trois à quatre respirations dans la posture.

Les bienfaits

- ✔ Ouvre le buste.
- ✔ Étire les bras, le cou et les épaules.
- ✔ Assouplit les genoux, les chevilles et les hanches.
- ✔ Étire les muscles fessiers.

POSTURES ALLONGÉES

Elles constituent des postures de repos et de relaxation, entre deux *asanas* plus fatigantes ou en fin de séance. Allongé au sol, l'effort musculaire est limité et le corps peut se détendre parfaitement. La plus reposante d'entre elles, *Savasana*, est en général placée entre deux postures ou en fin de séance, pour s'intérioriser et ressentir les bienfaits de la pratique. Elle sert également de posture pour réaliser les exercices de *pranayama* (respirations).

La demi-Chandelle, *Viparita karani*, le repos bien mérité

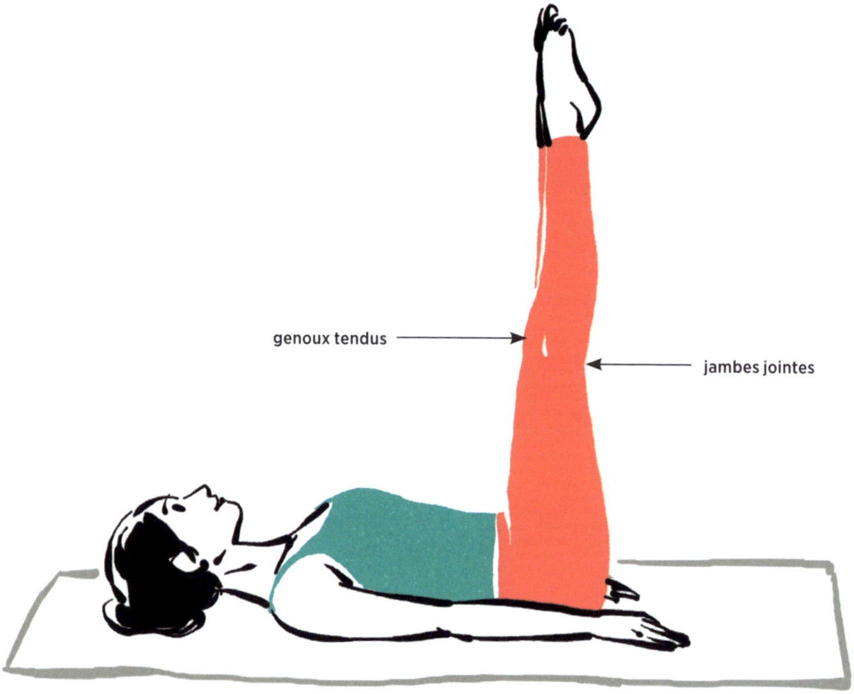

Moins exigeante que la Chandelle, cette posture relaxe après une journée stressante à courir dans tous les sens ou à rester crispé de longues heures devant un ordinateur.

Le déroulé

- Allongez-vous les fesses collées contre un mur.
- Tendez les jambes le long du mur et placez un coussin dur ou une couverture roulée sous votre sacrum.
- Inspirez et expirez lentement dans la posture.

Les bienfaits

- ✔ Soulage les jambes lourdes.
- ✔ Fait remonter le sang veineux et la lymphe vers le cœur.
- ✔ Ralentit le rythme cardiaque.
- ✔ Apaise le système nerveux.
- ✔ Favorise le calme et l'intériorisation.
- ✔ Prépare au sommeil.

La posture de relaxation, *Savasana*, paix à mon âme

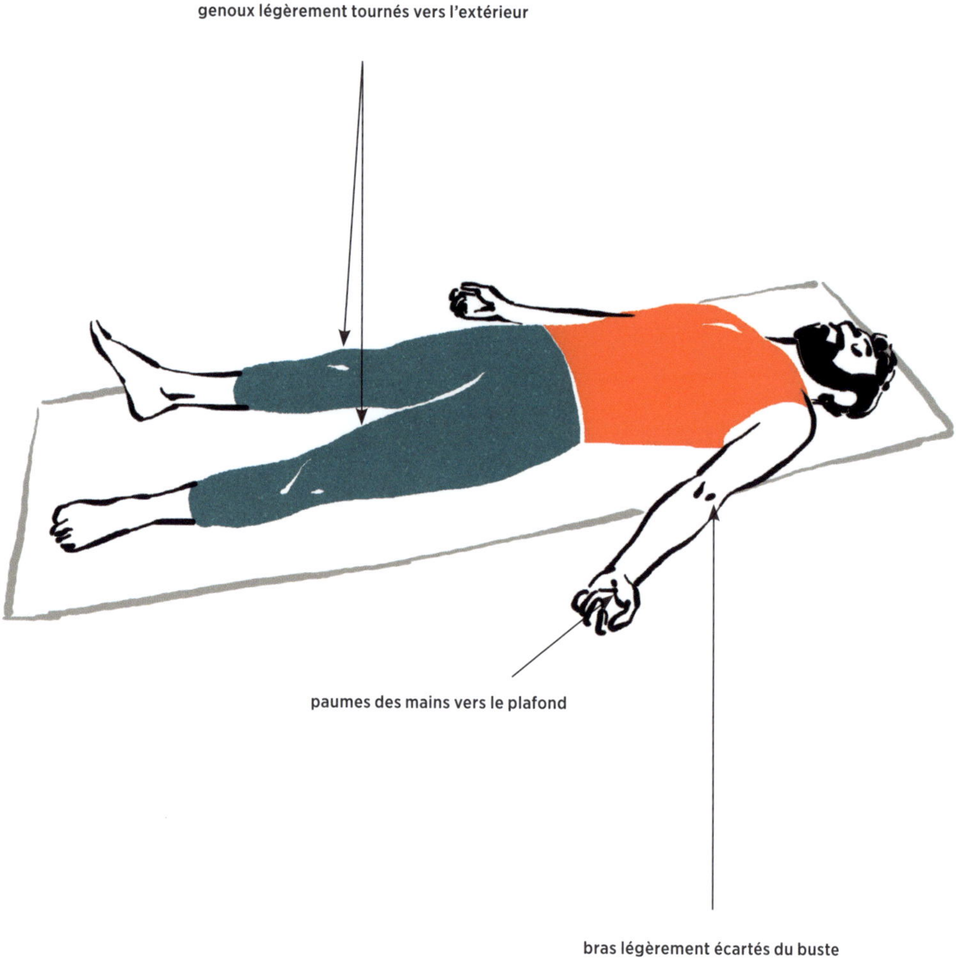

Dans cette posture, encore appelée posture de relaxation, l'objectif est d'imiter un mort. Le corps est parfaitement immobile, le mental vidé de toute pensée. Seul le souffle imprime un léger mouvement à la cage thoracique. Mais l'esprit veille, pleinement conscient et intériorisé, prêt à partir en état de méditation. Cette posture est idéale pour se reposer après une séance. Celles qui précèdent ont détendu et essoré tout le corps de ses tensions et toxines. Il est disposé au plus grand lâcher-prise.

Le déroulé

- Allongé au sol, les bras et les jambes écartés, les épaules détendues et posées à plat, fermez les yeux.
- Inspirez et expirez lentement et avec légèreté et goûtez le calme et la relaxation qui s'installent.

Les bienfaits

- ✔ Élimine la fatigue et calme l'agitation de l'esprit.
- ✔ Parfaite antidote au stress de la vie moderne.

Le Bébé heureux, *Ananda balasana*, se relaxer en s'amusant

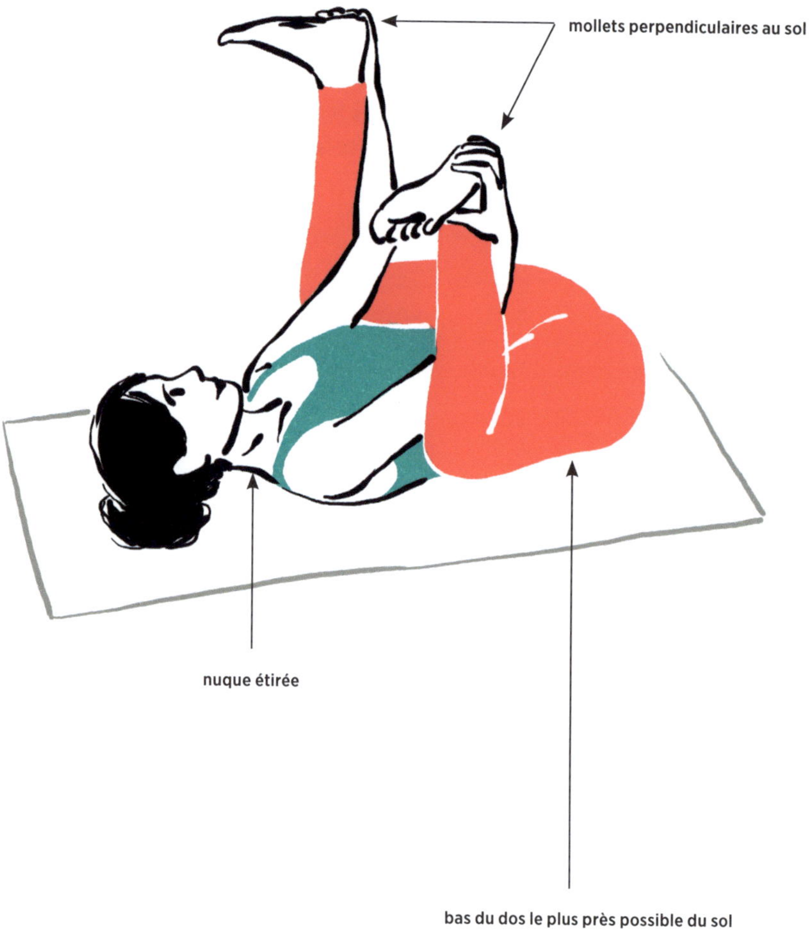

Comme un bébé qui découvre ses pieds et s'en amuse, prenez plaisir à effectuer cette posture. Elle étire agréablement le bas du dos et assouplit l'articulation coxo-fémorale. Grâce à elle, l'énergie circule mieux dans la colonne vertébrale et dans le bassin.

Le déroulé

- Étendez-vous sur le dos. À l'expiration, pliez et ramenez les genoux vers la poitrine.
- À l'inspiration, attrapez l'extérieur de vos pieds avec vos mains (si c'est difficile de les attraper avec les mains, vous pouvez vous aider d'une sangle que vous poserez sur les arches des pieds). Ouvrez les genoux légèrement plus larges que le torse puis ramenez-les vers les aisselles.
- Placez chaque cheville au-dessus du genou respectif, de manière à ce que vos tibias soient perpendiculaires au sol. Gardez les pieds « flex ». Poussez légèrement dans vos mains (ou dans la sangle pendant que vous tentez de ramener les bras au sol pour créer de la résistance).
- Relâchez le coccyx vers le sol et allongez la nuque et la colonne vertébrale.
- Dans la posture, balancez-vous doucement de droite à gauche au rythme de votre respiration, pour détendre le dos.

Les bienfaits

- ✔ Étire doucement les aines ainsi que la colonne vertébrale.
- ✔ Ouvre le bassin et assouplit les hanches.
- ✔ Calme le mental et aide à relâcher la fatigue et le stress.

La posture des Vents, *Apanasana*, pour apaiser le ventre

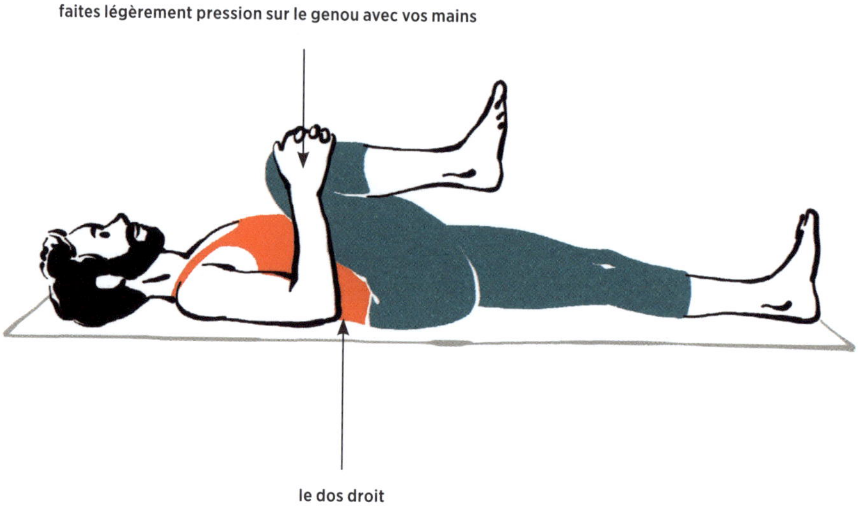

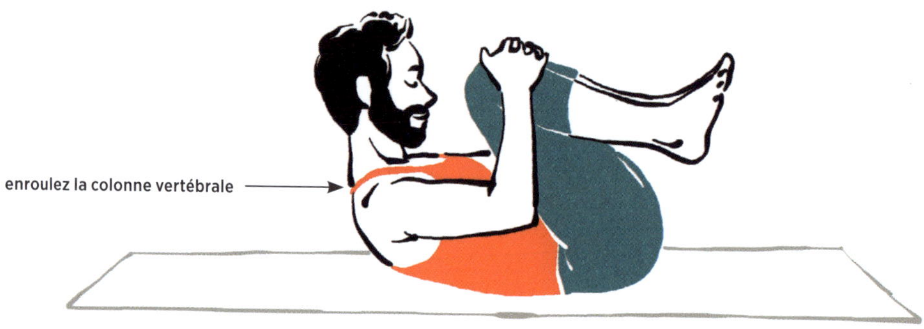

Cette posture très relaxante ne demande pas d'effort particulier et peut être adoptée par tout un chacun, quel que soit l'âge ou la condition physique. Ses bénéfices sont néanmoins profonds.

Le déroulé

- Allongé au sol, jambes serrées. Sur une expiration, amenez le genou droit vers l'abdomen et saisissez-le avec les deux mains. Inspirez puis expirez lentement dans la posture, ce qui crée une petite pression au niveau des viscères à droite. Relâchez sur une expiration puis changez de jambe.
- Dans un deuxième temps, expirez et ramenez les deux genoux vers la poitrine en les saisissant avec les mains tout en relevant la tête vers les genoux. Faites 4 à 6 respirations dans la posture avant de rallonger les jambes au sol.

Les bienfaits

- ✔ Renforce les muscles du bas du dos.
- ✔ Masse les organes de la digestion.
- ✔ Soulage la constipation.
- ✔ Aide à lutter contre les problèmes d'impuissance, de stérilité et de règles douloureuses.

4

25 MAUX DU QUOTIDIEN ET LEURS SOLUTIONS YOGI

ANXIÉTÉ

De nombreuses personnes se tournent vers le yoga pour apaiser leur anxiété. Avec raison ! Se focaliser sur les postures, le va-et-vient de la respiration, le ressenti intérieur permet de mettre en veilleuse le flux constant de pensées qui parasitent l'esprit. Le yoga replace dans « l'ici et maintenant » et calme les projections qui nous angoissent ou nous paralysent. Cet état d'être se cultive et nous rapproche de la sérénité. À partir de cette vaste boîte à outils antistress que sont les postures et les respirations, nous vous proposons cette séance spécialement relaxante. L'idéal serait de la réaliser plusieurs fois par semaine, pour qu'elle « infuse » progressivement votre corps et votre esprit.

1. Le Chat

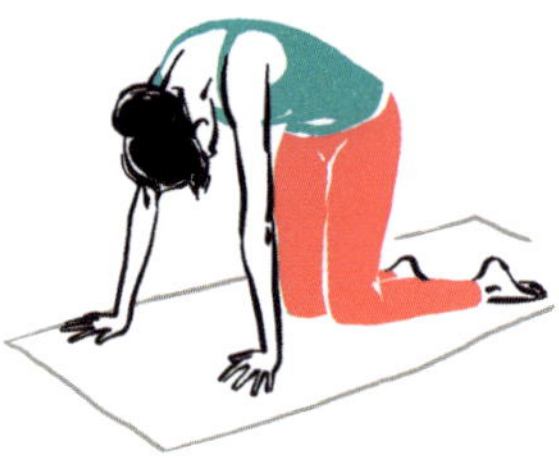

2. La Vache

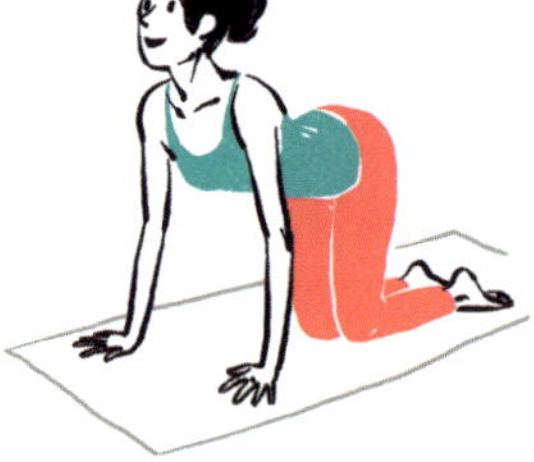

3. L'Enfant

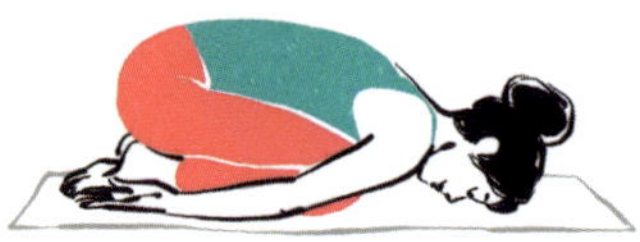

4. Le Guerrier II

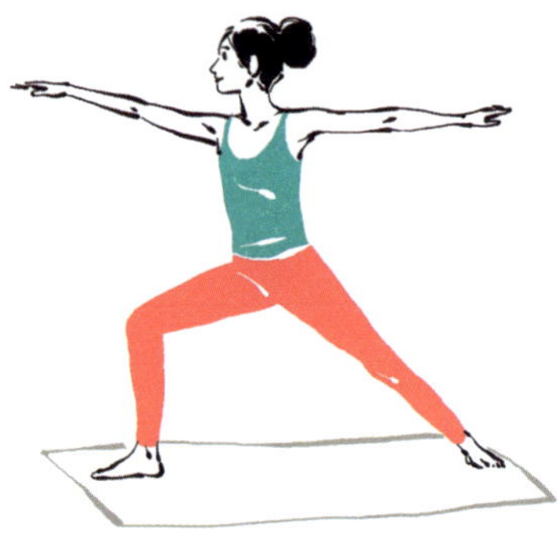

5. Le Guerrier II inversé

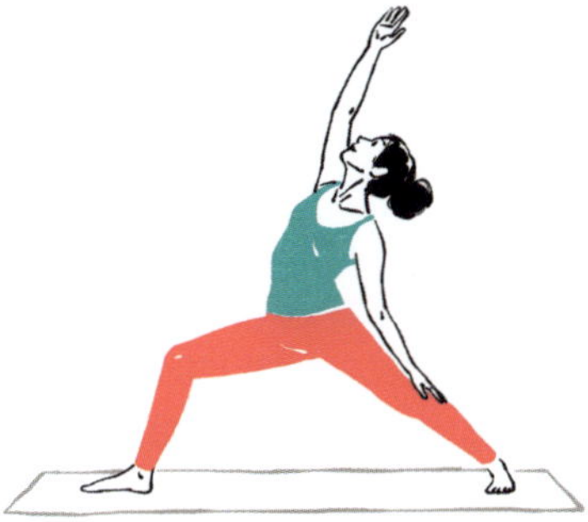

6. La Chandelle

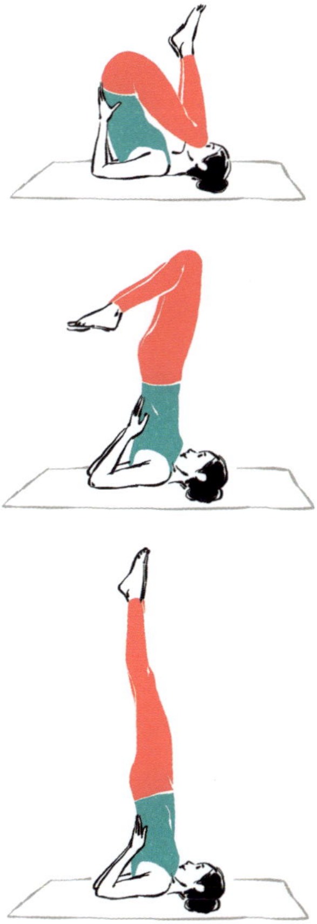

7. Le Poisson

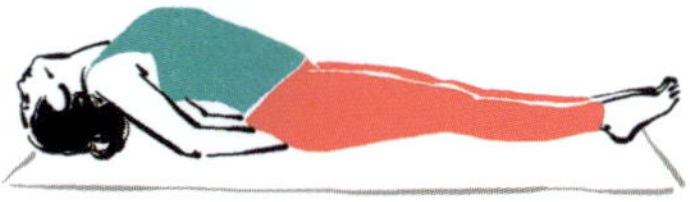

8. Jalandhara Bandha

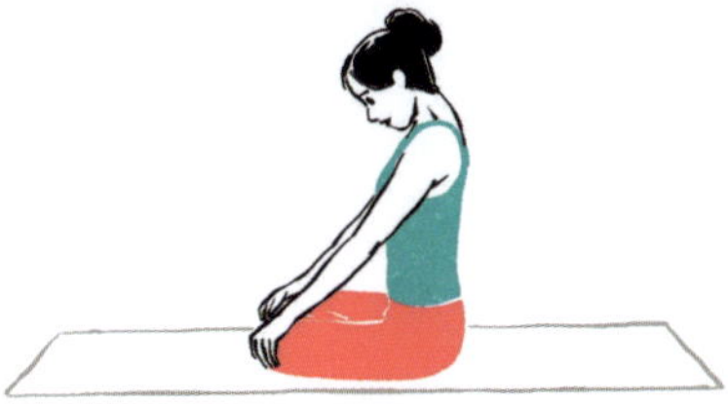

9. La posture de la relaxation

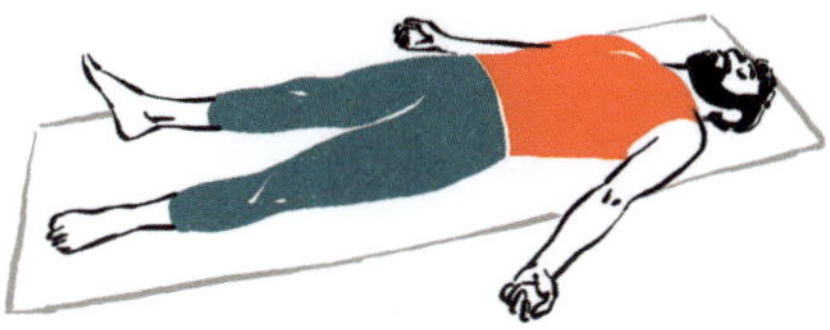

10. La respiration alternée

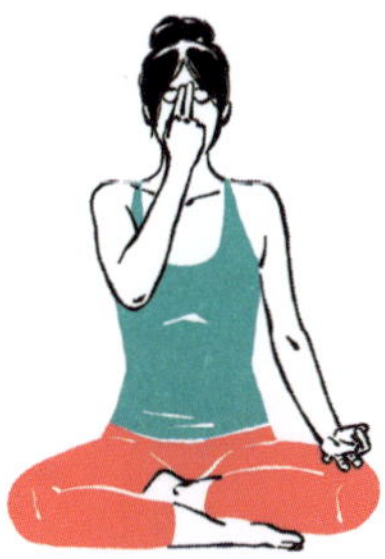

ARTHROSE

Hormis les périodes de poussée, lorsque l'articulation est douloureuse et enflammée, le yoga est tout à fait conseillé pour entretenir la souplesse articulaire et la tonicité des muscles qui les entourent. Il permet de régénérer le cartilage abîmé, grâce à une meilleure oxygénation et irrigation sanguine. Il va de soi qu'il faut pratiquer en douceur, sans jamais forcer et, si nécessaire, adapter les postures pour éviter toute douleur. Une pratique régulière permet également de préserver un poids de santé, ce qui limite les contraintes au niveau des articulations du bas du corps.

1. Le Chat

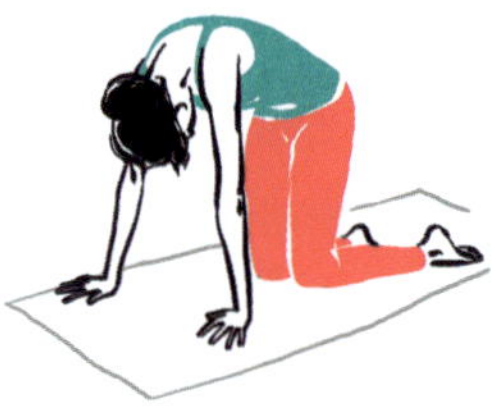

2. La Vache

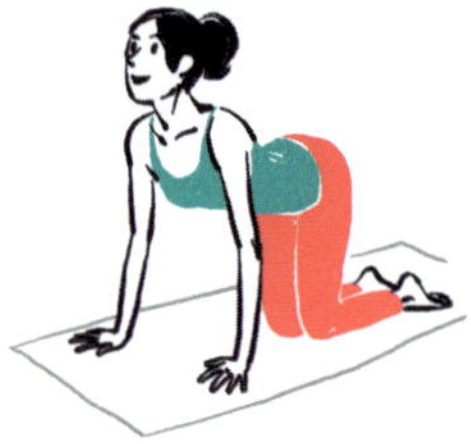

3. Pince debout, bras relevés

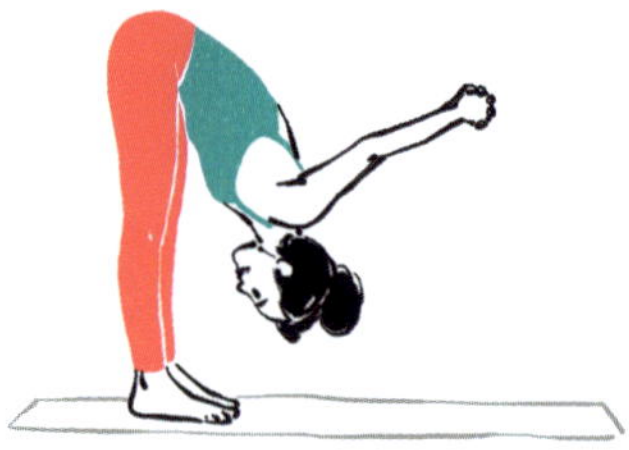

4. La torsion allongée genoux croisés

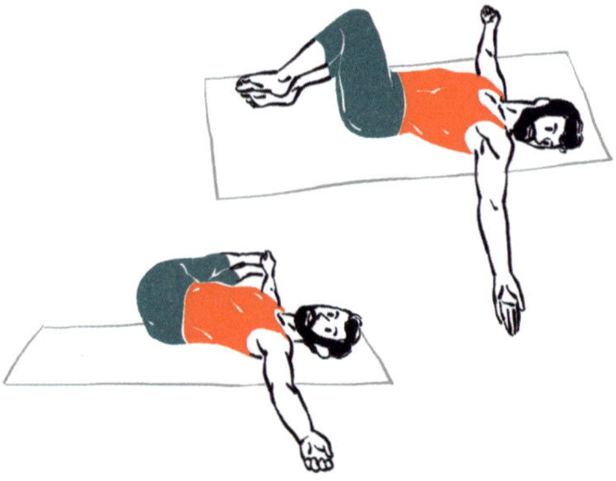

5. La Tête de vache

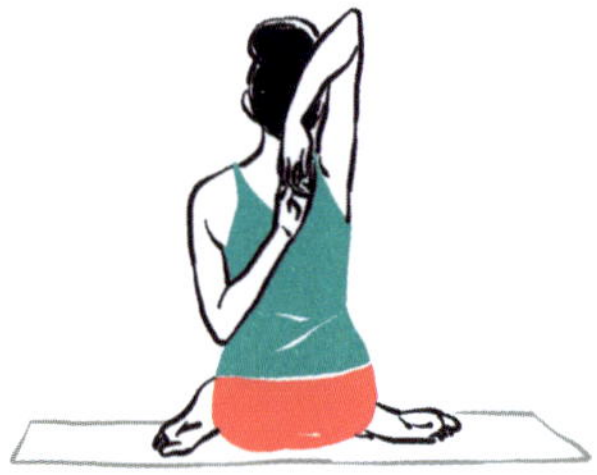

ASTHME

Une pratique régulière des postures d'ouverture du thorax et de détente du diaphragme aide les poumons à s'étirer et permet une oxygénation plus approfondie de tout l'organisme. Le sang est nettoyé et désacidifié. Outre l'aspect de libération respiratoire, le yoga va vous aider à mieux gérer votre stress. Celui-ci intensifie la maladie, car les bronches, fragiles et irritées, y réagissent en se resserrant. Quant au stress chronique, il dérègle la respiration, avec des phases d'hyperventilation qui peuvent aggraver la situation. La pratique des *pranayamas* et de la respiration complète relaxe l'ensemble du système nerveux et constitue un antidote très puissant à ces méfaits.

1. Le Chat

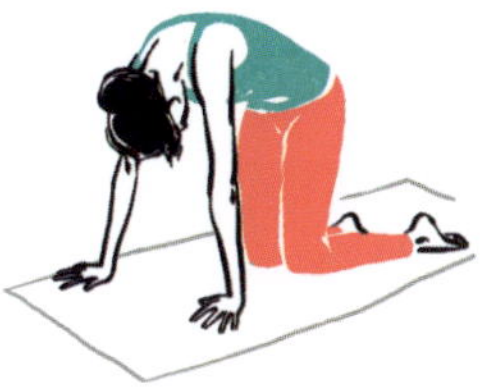

2. La Vache

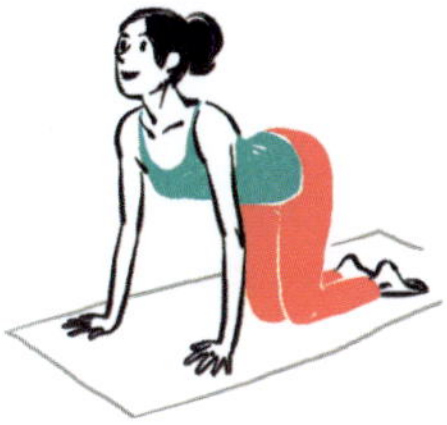

3. Le Poisson

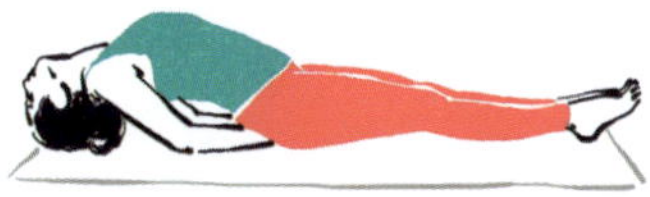

4. La contre-pose du Poisson

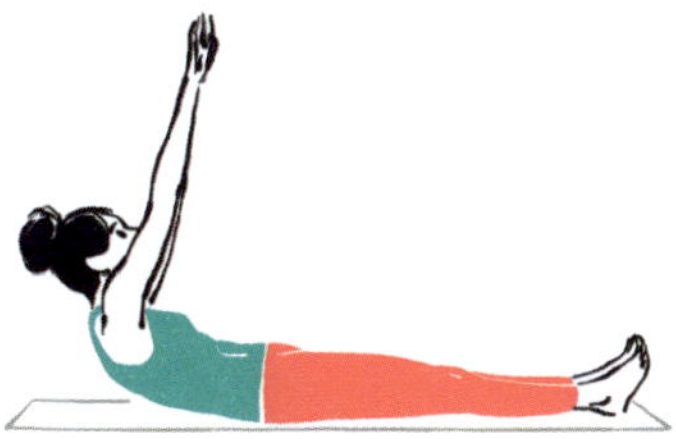

5. L'Enfant

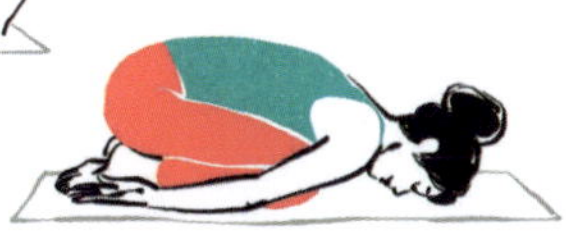

6. La respiration yogique complète

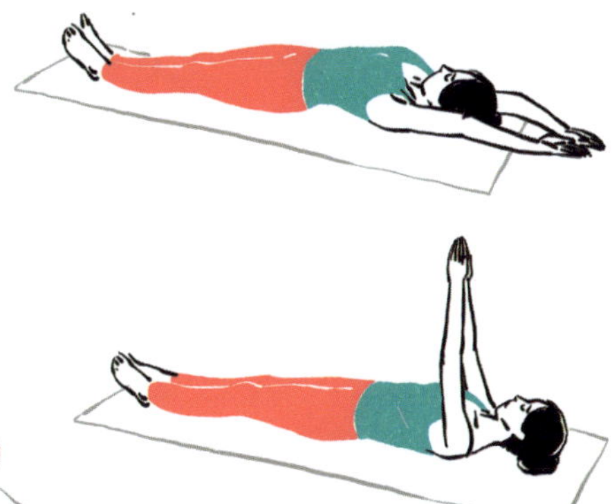

ASSOUPLISSEMENT DU COU (PRÉVENTION DES TORTICOLIS)

De nombreuses postures mobilisent le cou en douceur et lui permettent de préserver sa mobilité et sa souplesse. Elles étirent les vertèbres cervicales qui s'en trouvent mieux oxygénées, en prévention des torticolis et des pincements de disques. Une idée fausse consiste à vouloir garder le cou le plus immobile possible lorsqu'il se met à « rouspéter », par exemple avec le port d'une minerve. Cela ne fait qu'accentuer le problème en favorisant une fonte musculaire, un enraidissement et en augmentant les tensions. Pour autant, restez vigilant et ne forcez jamais si vous ressentez des douleurs.

1. Le Chat

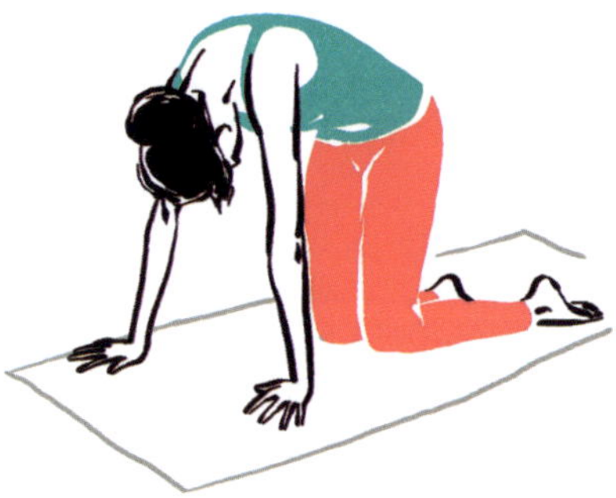

2. La Vache

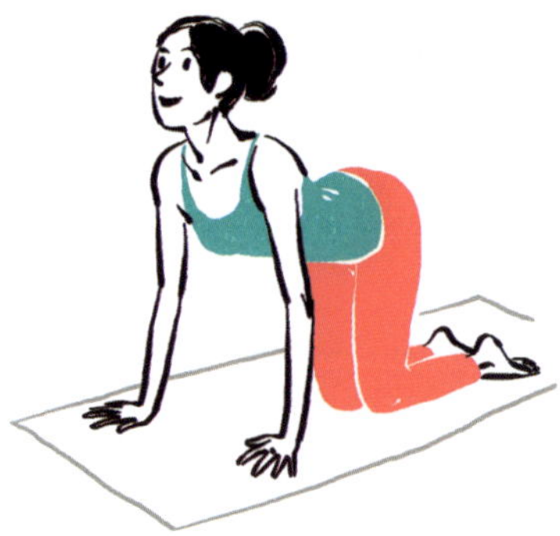

3. La tête de Vache

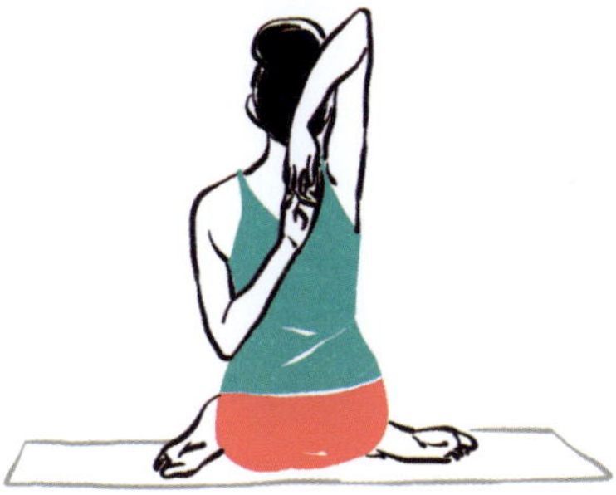

4. La torsion allongée avec les genoux croisés

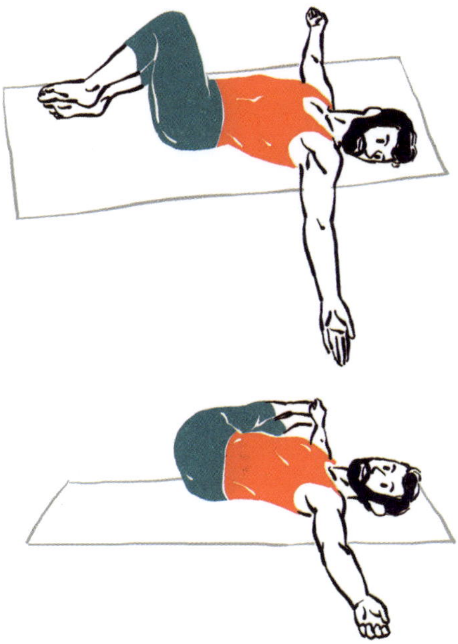

5. Le Pont

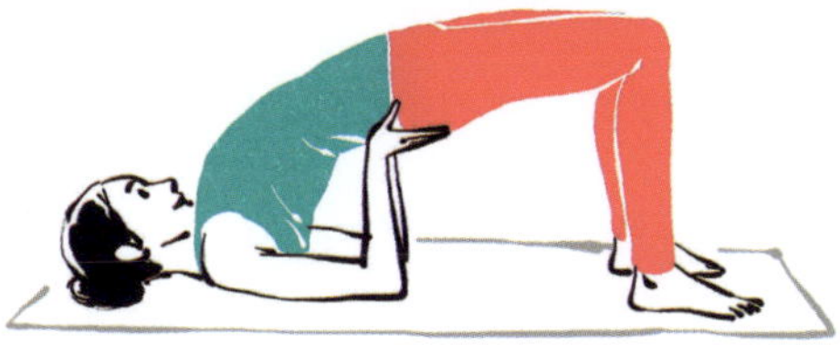

6. L'Enfant

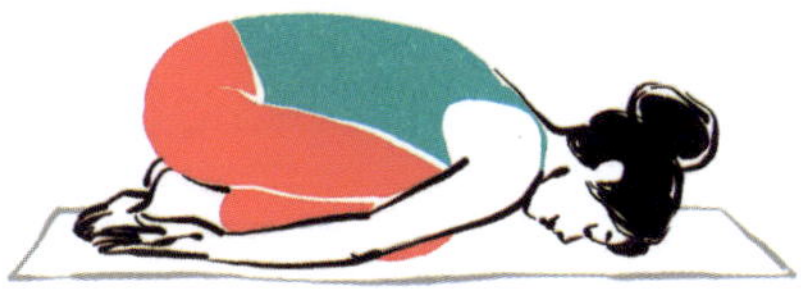

BALLONNEMENTS, LENTEUR DIGESTIVE

Le yoga va vous relaxer, donc vous permettre de lâcher prise, ce qui aura des incidences sur votre comportement alimentaire. Manger tranquillement, en pleine conscience et en dégustant chaque bouchée tout en la mâchant copieusement va vous sembler peu à peu accessible. Ensuite, certaines postures, notamment les torsions et les flexions avant, permettent de détoxifier l'organisme, de stimuler et de masser les organes clés de la digestion : foie, estomac, intestins. Véritables essorages intérieurs, elles apportent du sang frais au niveau abdominal et permettent de mieux assimiler les aliments. Elles détendent le diaphragme et apaisent le ventre, siège de nombreuses somatisations. Couplées à certaines habitudes alimentaires (limiter les aliments qui fermentent comme les sucres, les laitages de vache, les légumes crus et les légumineuses ; éviter les boissons gazeuses), elles devraient vous aider à retrouver un ventre plat et sans douleur.

1. Le Diamant

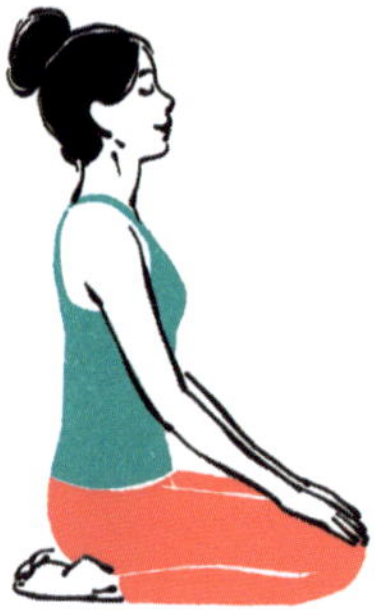

2. La posture des Vents

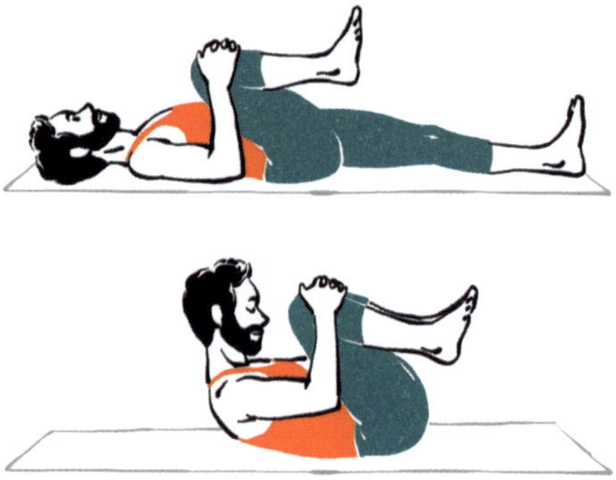

3. Le Triangle en torsion

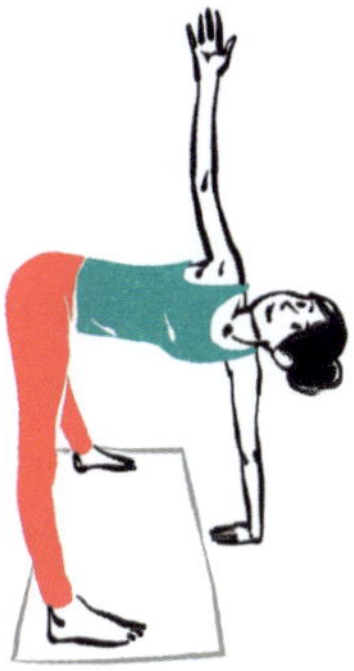

4. La Pince

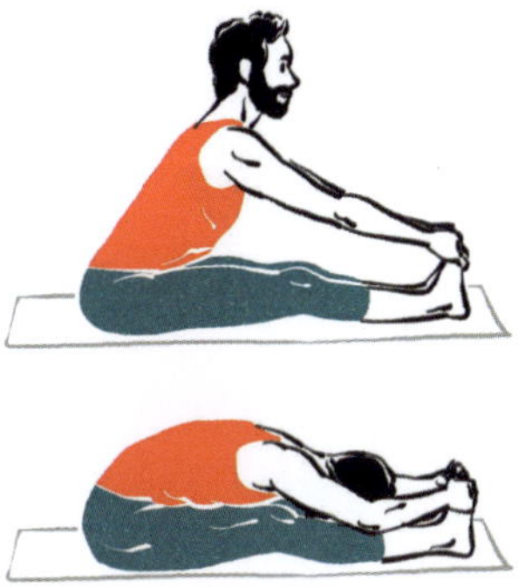

5. La posture de la Tête au genou

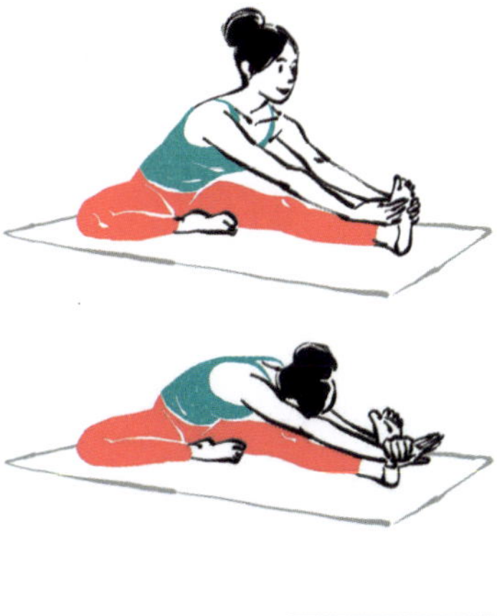

6. La Torsion allongée

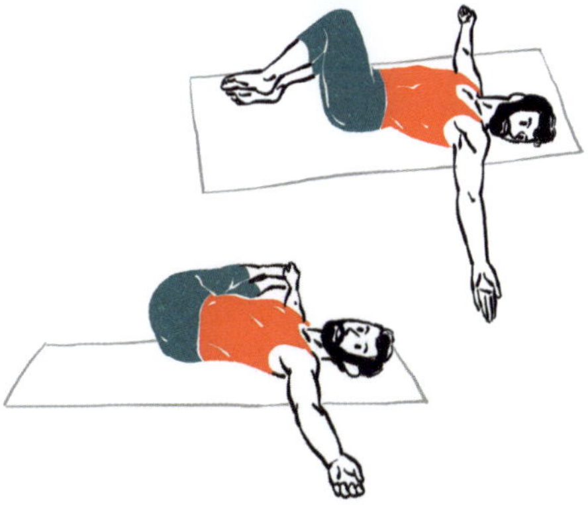

7. *Uddiyana Bandha* (voir p. 46)

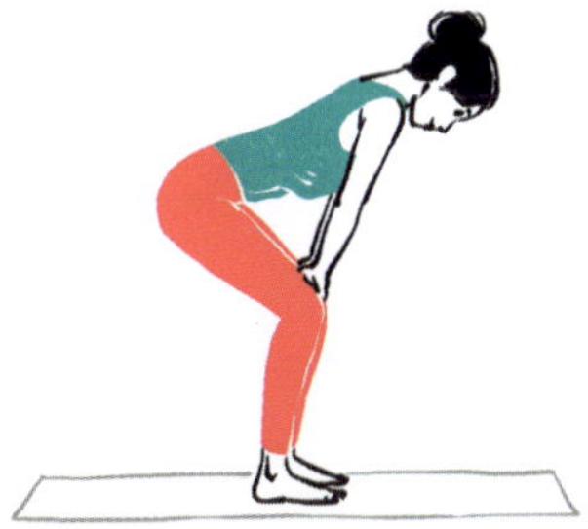

8. La respiration yogique complète

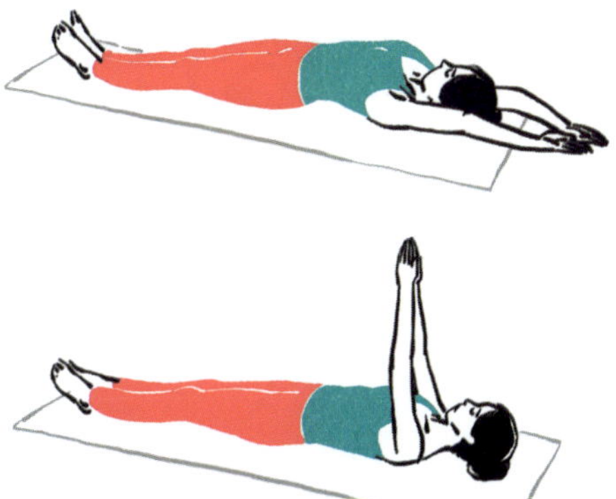

CONSTIPATION

Les torsions, les flexions avant et les postures inversées viennent stimuler et détoxifier en douceur les organes de la digestion. Elles relancent l'activité du foie, du pancréas et de l'intestin, essentiels dans l'élimination des déchets. D'autres postures viennent fortifier la sangle abdominale profonde, en particulier le transverse et les obliques. Or, on oublie trop souvent à quel point un ventre tonique permet de masser les organes internes, ce qui relance le péristaltisme intestinal. On agit de la même façon grâce à des exercices respiratoires spécifiques.

1. Le Diamant

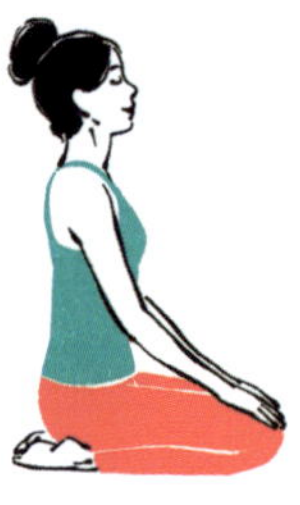

2. La posture des Vents

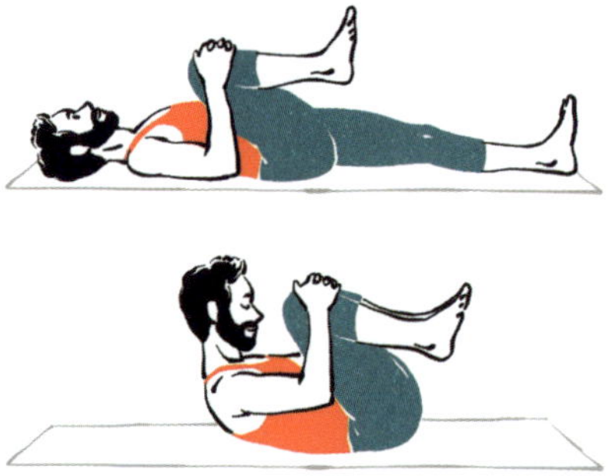

3. La posture du Sage Marichy

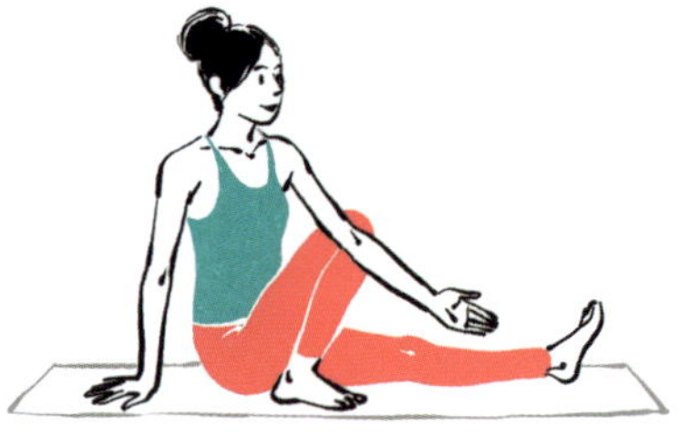

4. Le Bateau

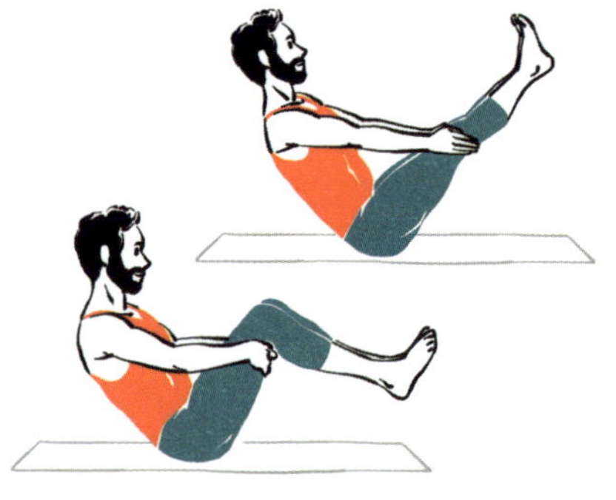

5. La Chandelle

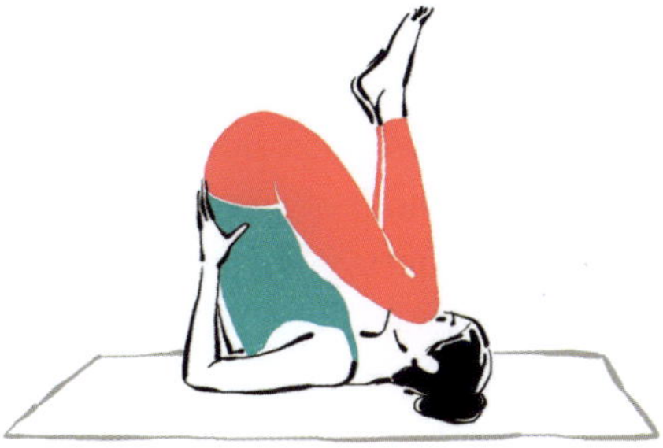

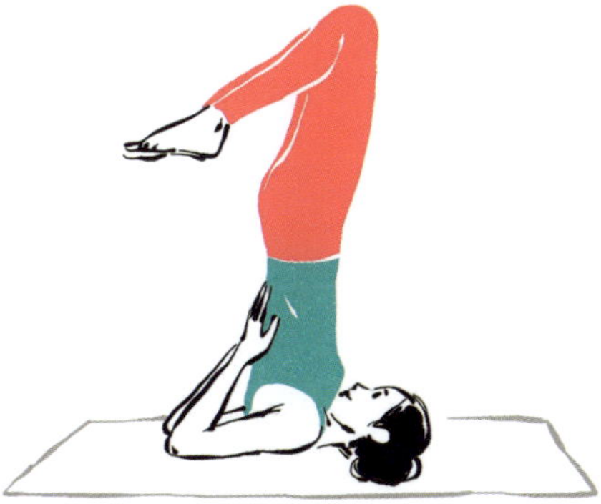

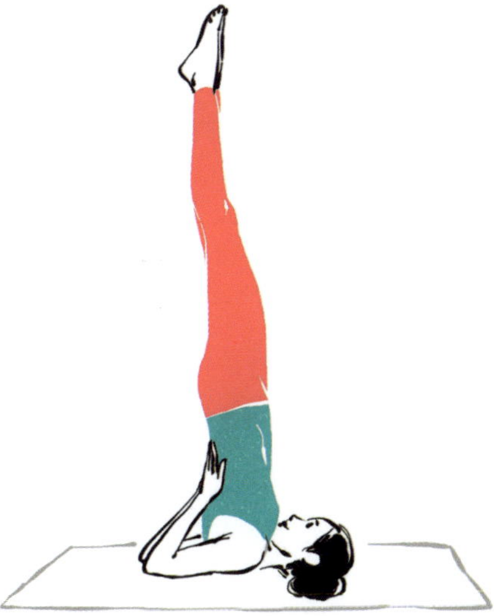

6. *Uddiyana Bandha* (voir p. 46)

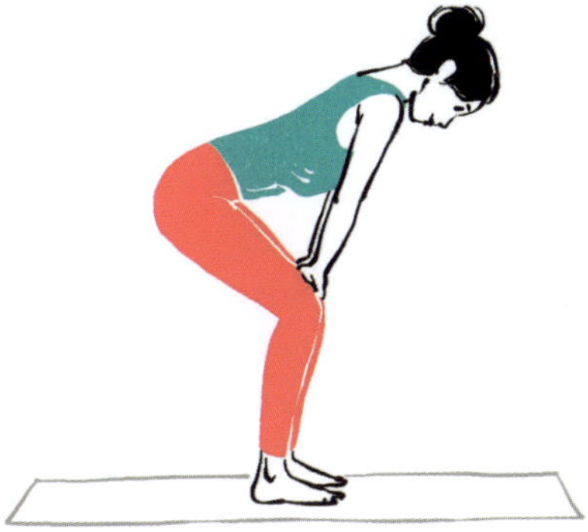

7. La respiration du Crâne brillant

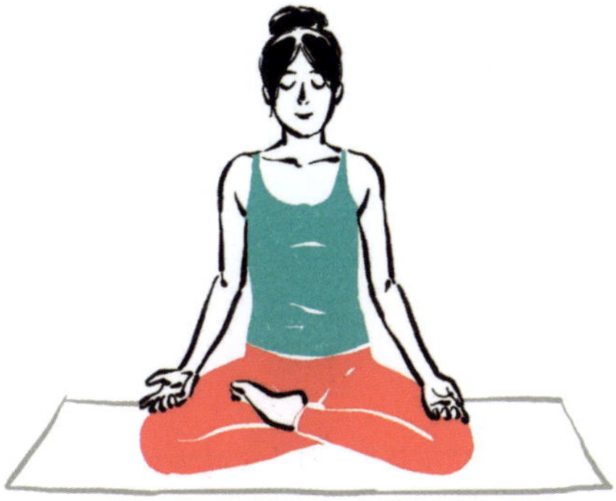

DOULEURS DE RÈGLES

Le stress chronique majore le phénomène car il favorise la sécrétion d'adrénaline et de cortisol qui augmentent la production de prostaglandines pro-inflammatoires. Celles-ci accentuent les contractions utérines, donc les douleurs. Un cercle vicieux s'installe alors : peur d'avoir mal = stress = sécrétion d'hormones du stress = douleurs amplifiées. La Clinique Mayo, aux États-Unis, suggère ainsi aux femmes concernées d'intégrer à leur mode de vie des pratiques comme le massage, le yoga ou la méditation. Voici une séance très douce et reposante que vous pouvez tout à fait pratiquer pendant vos règles, pour atténuer vos douleurs.

1. Le Chat

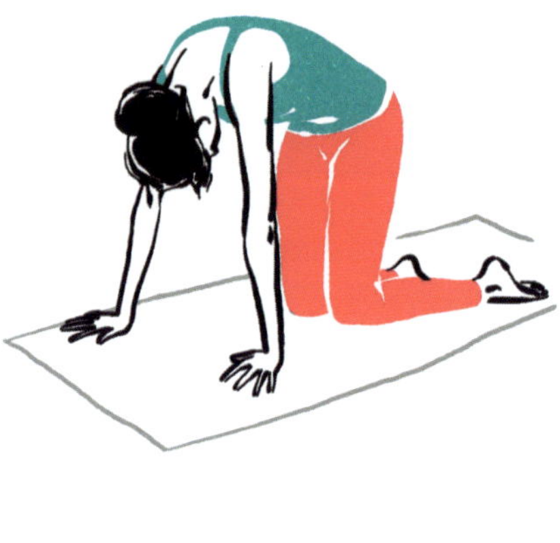

2. La Vache

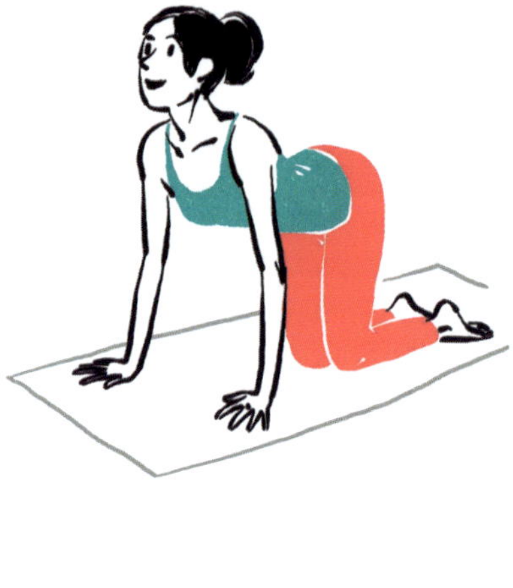

3. L'Enfant

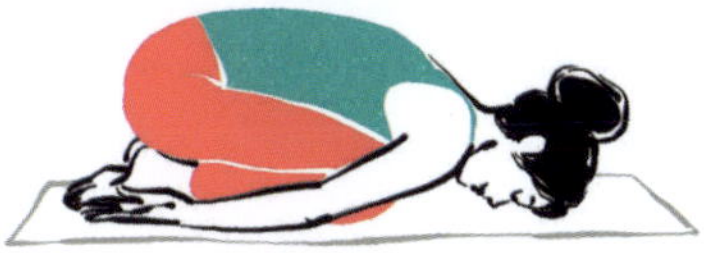

4. Le Papillon

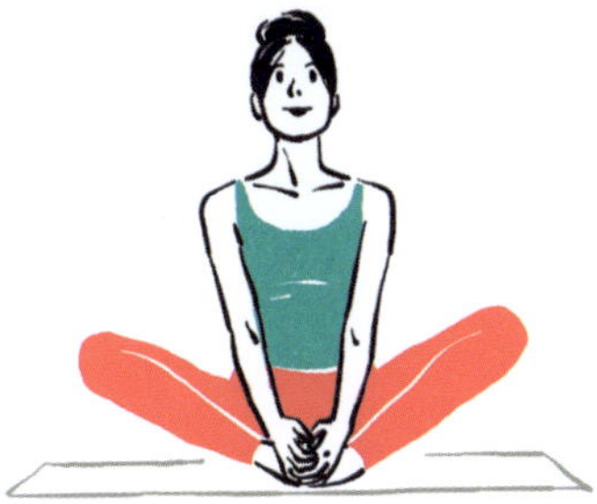

5. Le Papillon allongé

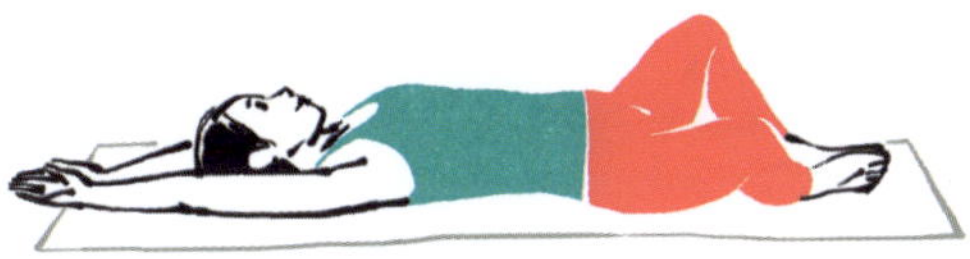

6. La demi-Chandelle

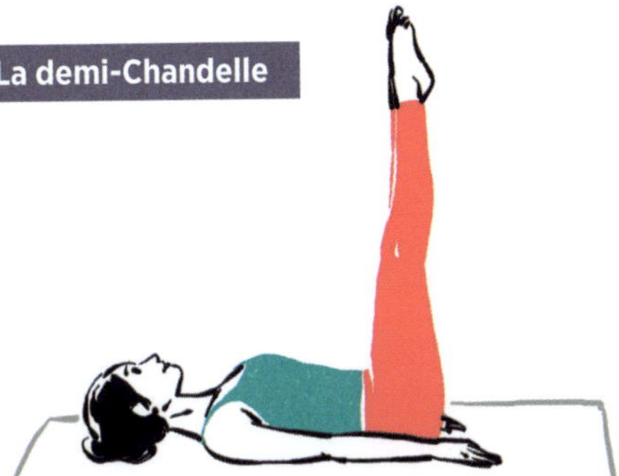

7. La posture accroupie

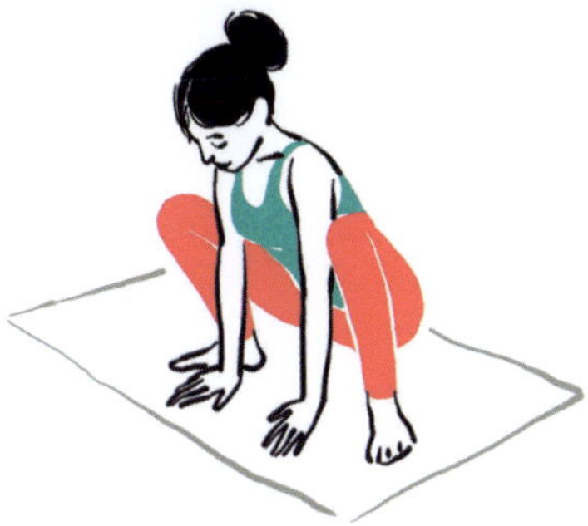

8. La respiration yogique complète

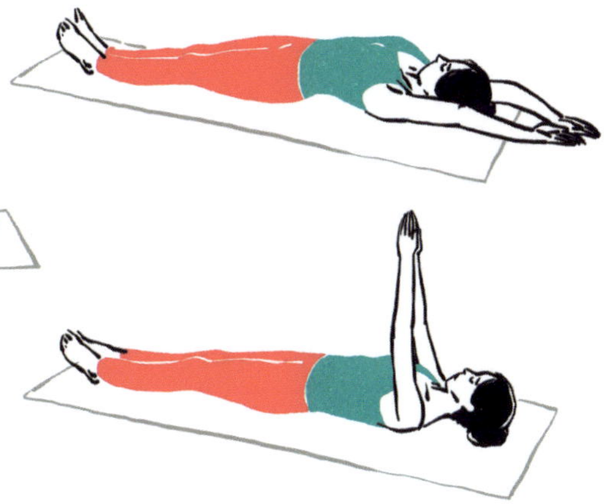

ENTORSE DE CHEVILLE (PRÉVENTION DES RÉCIDIVES)

Prenez d'abord l'avis de votre médecin pour savoir si vous pouvez commencer votre rééducation. Le yoga peut tout à fait compléter les exercices proposés par le kiné. Certaines postures permettent de renforcer la proprioception et l'équilibre pour éviter les récidives. Elles éliminent les raideurs articulaires, tonifient les muscles de la cheville et régénèrent les ligaments endommagés.

1. L'Arbre

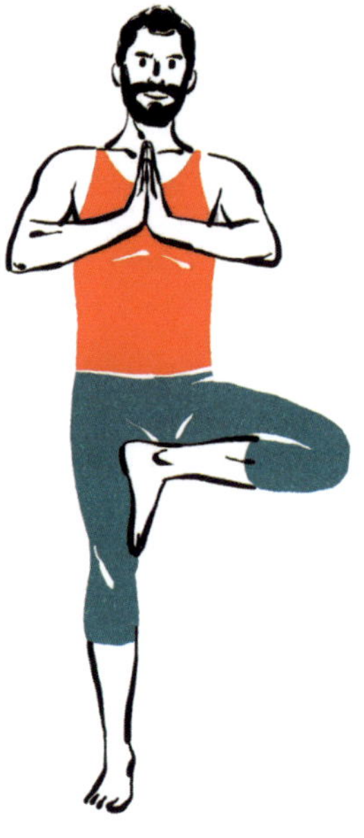

2. Le Guerrier III

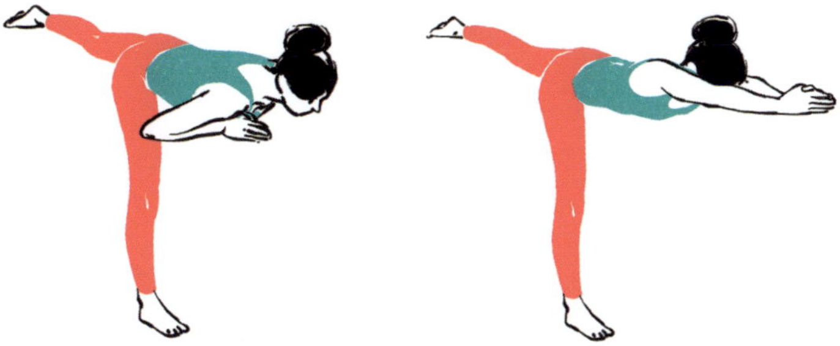

3. La fente avant

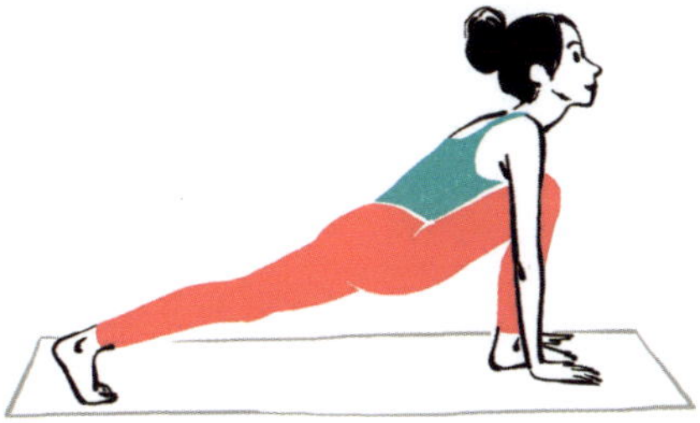

4. La Planche

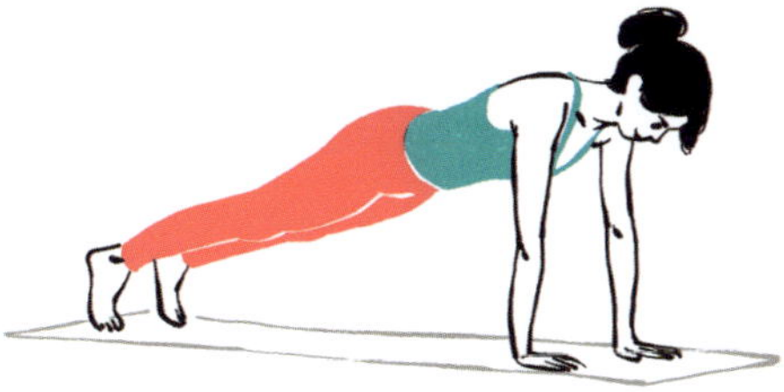

5. Le Chien tête en bas

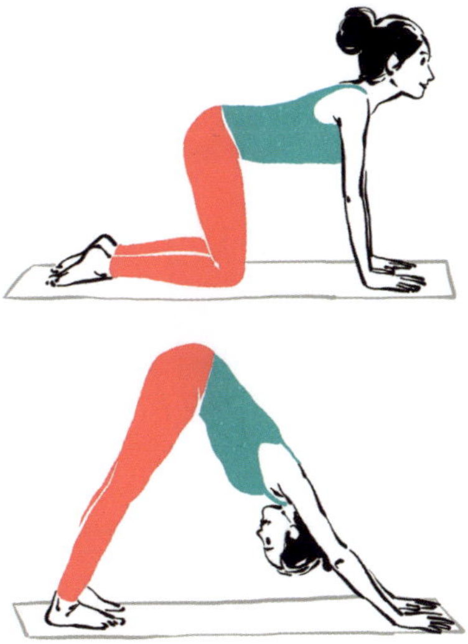

6. L'Enfant

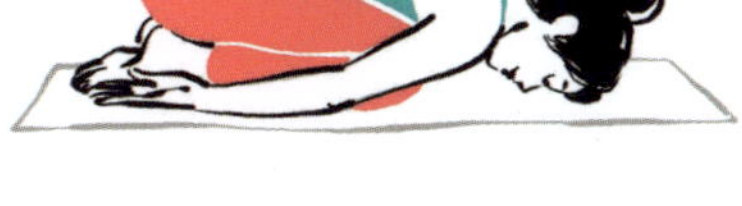

ÉPAULE (TENSIONS, RAIDEURS)

Certaines postures sont particulièrement indiquées pour étirer, assouplir, muscler le haut du dos et les épaules. En travaillant au rythme de la respiration, la séance procure détente et intériorisation, ce qui aide à lâcher les tensions accumulées dans toute la zone.

1. Les doigts croisés derrière le dos

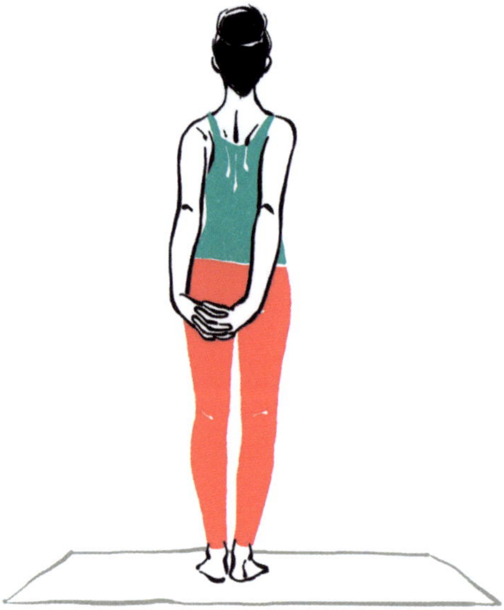

2. Les mains en prière derrière le dos

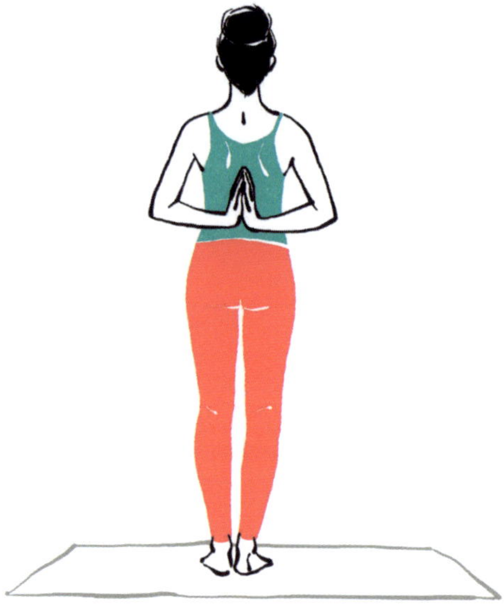

3. La Tête de Vache

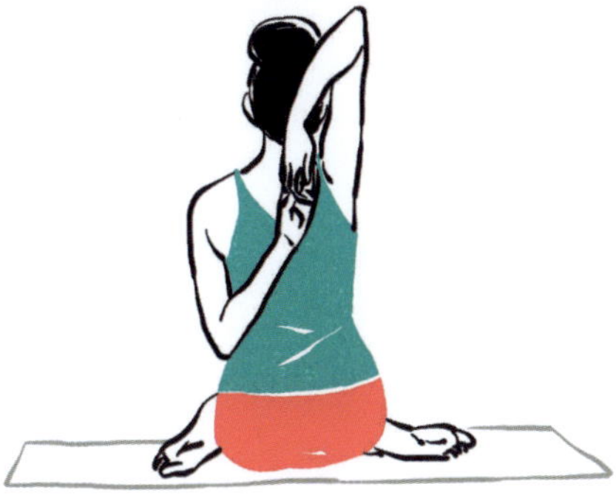

5. Le Triangle en torsion

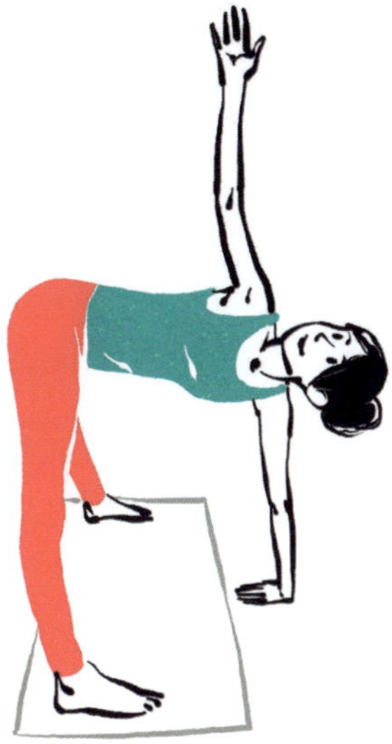

4. La Sauterelle

6. L'Enfant

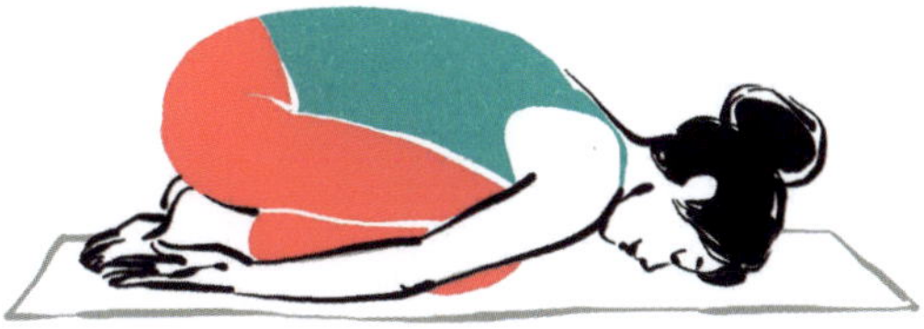

FATIGUE

Dans nos sociétés occidentales de plus en plus sédentaires, la fatigue est plus souvent d'ordre psychique ou émotionnel que physique. Autant la fatigue après un effort physique peut favoriser un repos de qualité, autant la fatigue liée aux stress ou aux contrariétés empêche souvent de se détendre. L'organisme s'épuise car il n'arrive plus à se ressourcer.

Les postures et les respirations sont à la fois dynamisantes et relaxantes. Elles font circuler le *prana*, ou l'énergie vitale, à travers l'ensemble du corps. Elles apportent un sang frais aux différents organes et favorisent une meilleure irrigation du cerveau. Le système nerveux s'harmonise et le mental se vide des mille et une pensées qui l'encombrent et l'asphyxient.

1. La posture debout, bras tendus vers le ciel

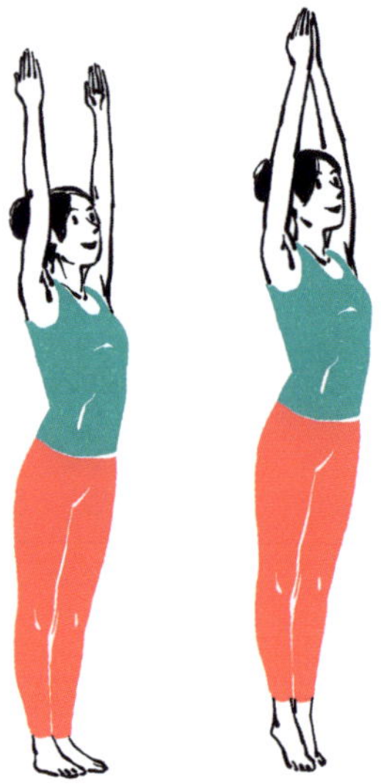

2. La pince debout, avec les bras relevés

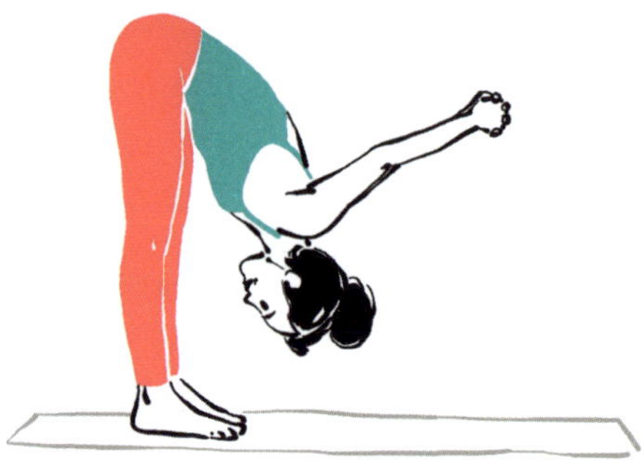

3. Le Chien tête en haut

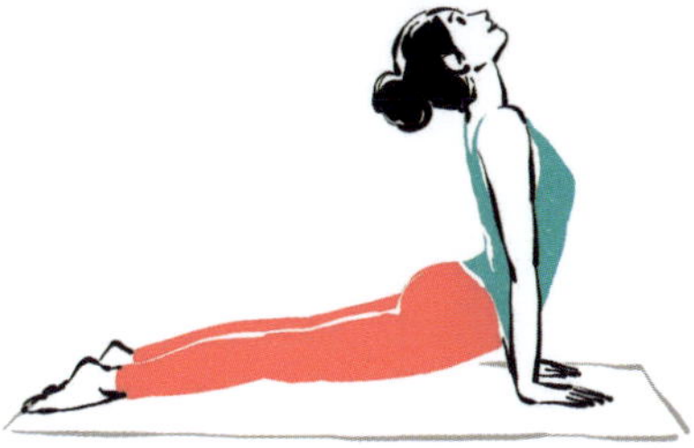

4. Le Chien tête en bas

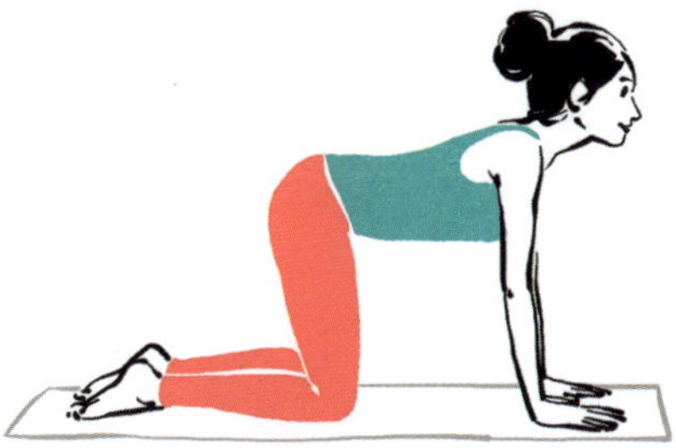

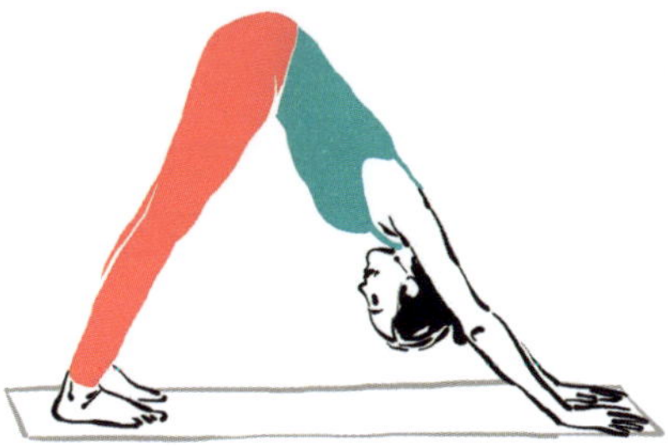

5. Le Poirier

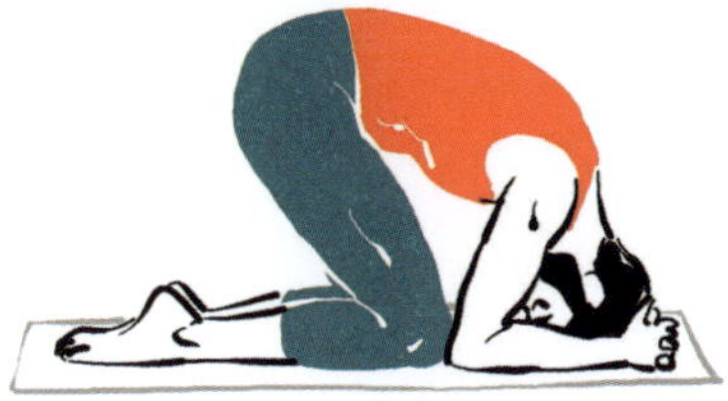

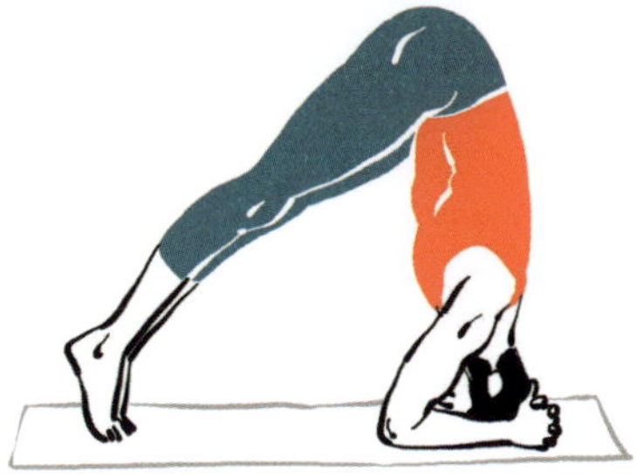

6. *Mula Bandha*

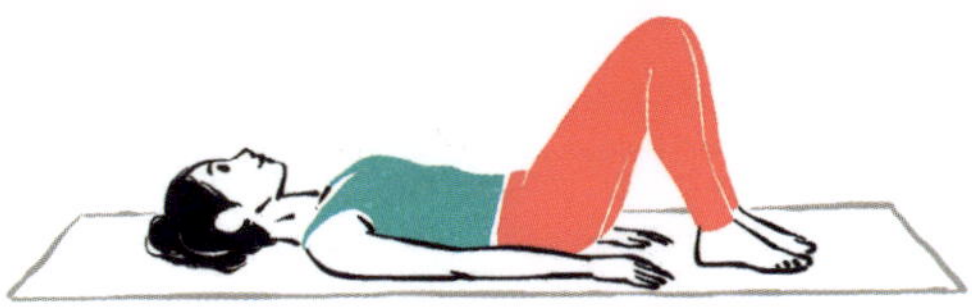

7. La respiration du crâne brillant

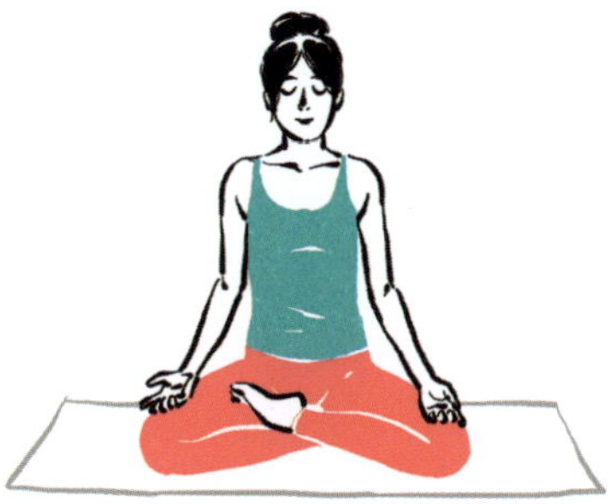

GENOUX (RENFORCEMENT)

Située entre le pied et la hanche, l'articulation du genou est soumise à de nombreuses sollicitations, lors de la marche ou de la course. Cette charnière mérite toute notre attention afin qu'elle puisse continuer à se plier et à se tendre sans douleur. Certaines postures du yoga permettent de la renforcer en douceur, pour qu'elle gagne en stabilité et en équilibre. Une pratique régulière combat les méfaits du vieillissement, qui se manifestent souvent par une fragilisation du genou.

1. La Chaise

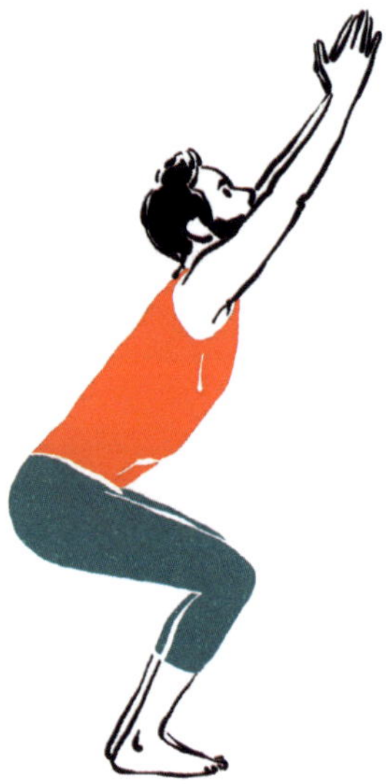

2. Le Guerrier II

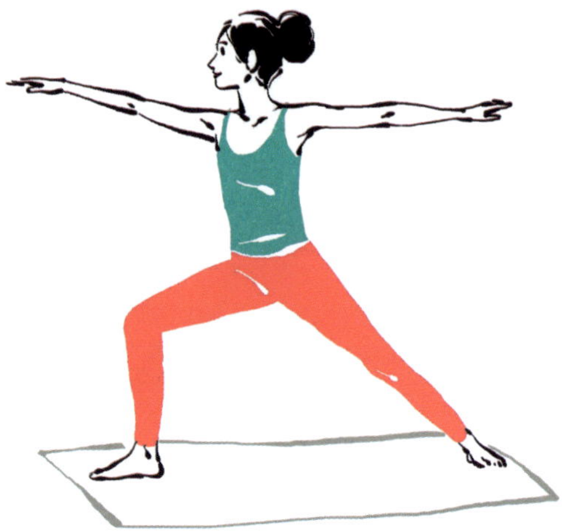

3. Le Guerrier I

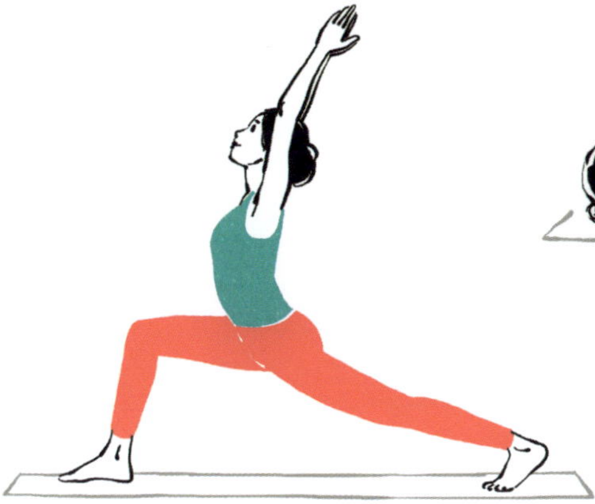

4. Le Guerrier III

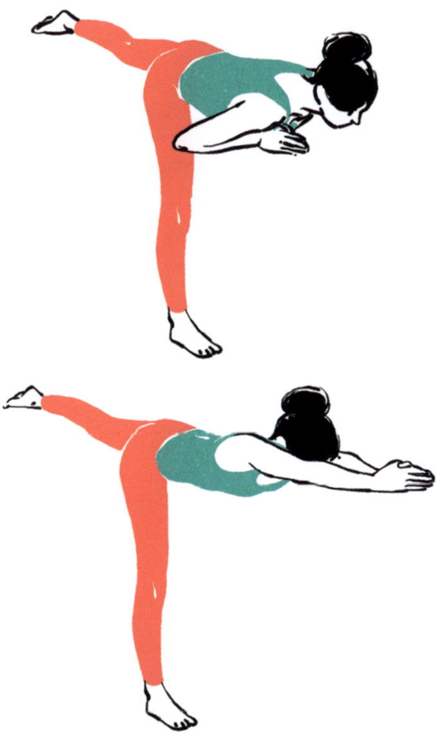

5. Le Pont

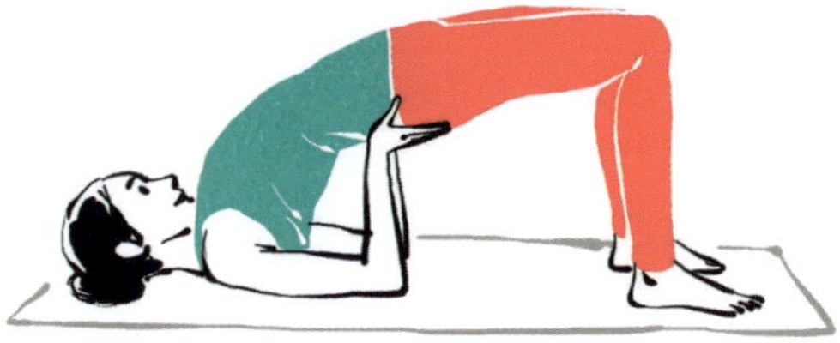

6. L’Enfant

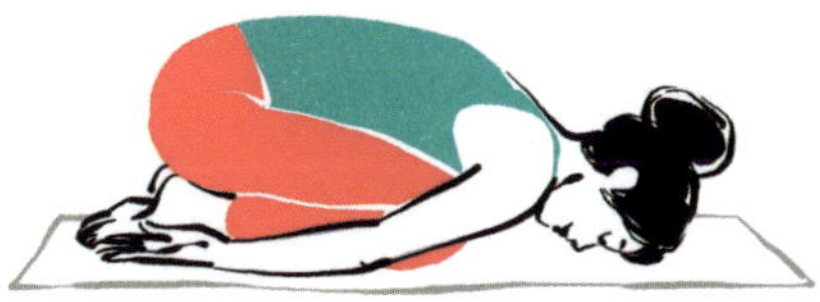

HANCHES ET MUSCLES FESSIERS (RAIDEURS, DOULEURS)

Cette séance vise à détendre les hanches et les muscles fessiers, souvent contracturés par la position assise prolongée. En combattant les méfaits de la sédentarité, elle prévient le développement de l'arthrose de hanche. Elle étire également les muscles des cuisses, vous pourrez donc la réaliser en récupération après une séance de running.

1. Le papillon allongé

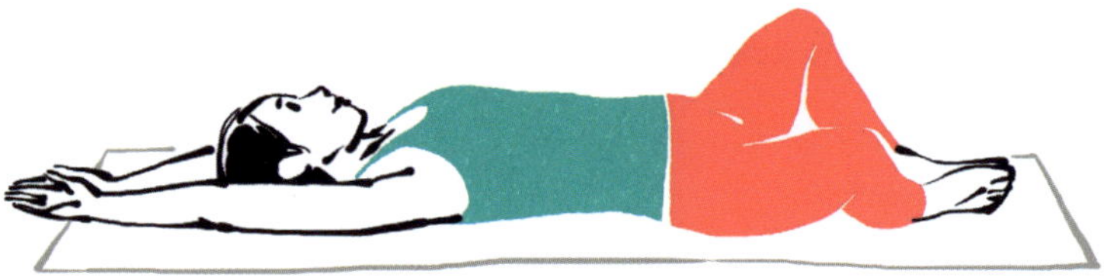

2. La Tête de vache

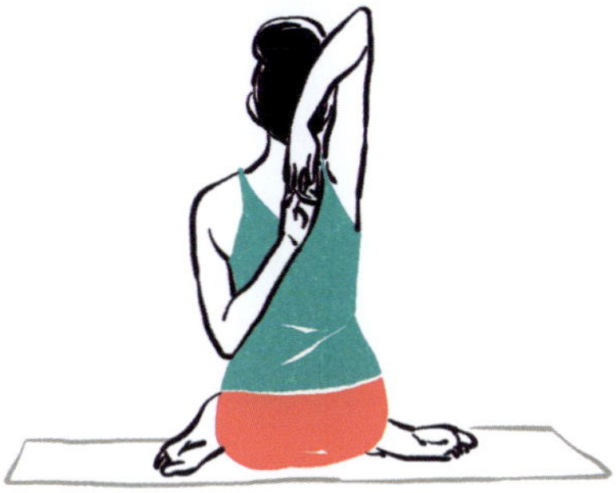

3. Le Pigeon

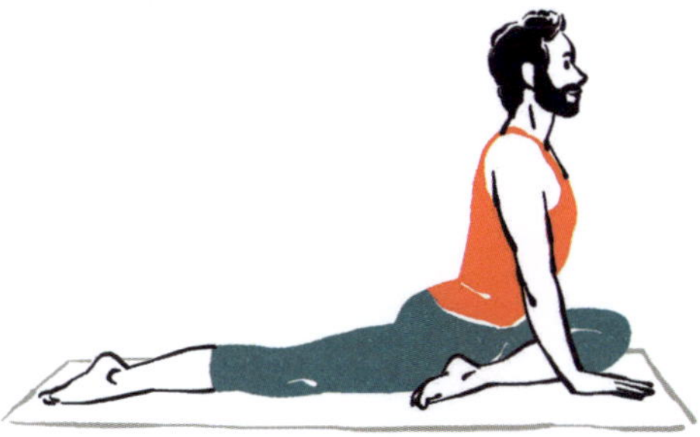

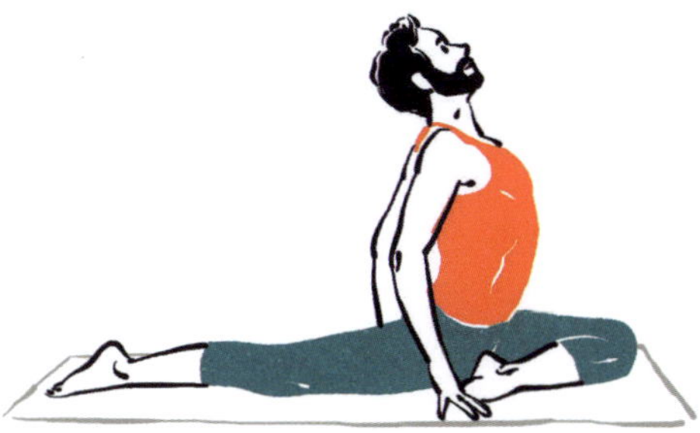

4. La flexion avant dans le pigeon

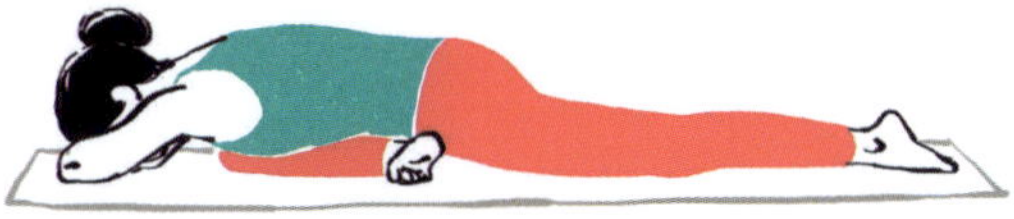

5. La torsion dans le pigeon

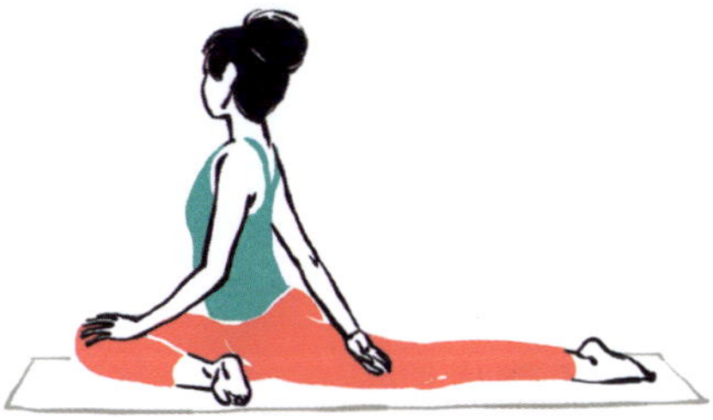

6. La posture de relaxation

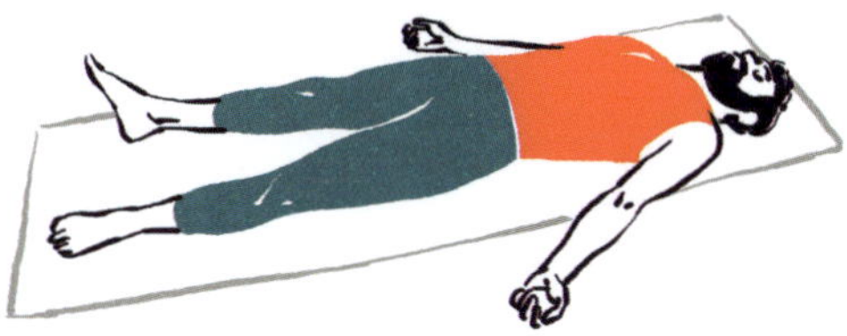

HÉMORROÏDES

Ce sont surtout les postures inversées que nous privilégierons dans ce type d'indication. Elles réalisent en effet un drainage de tout le bas du corps. En faisant refluer le sang vers le cœur, elles désengorgent les veines hémorroïdes et soulagent leur tension douloureuse. Comme cette séance comporte des postures inversées, elle est à réaliser en dehors des règles et une fois la digestion terminée.

1. Le Chat

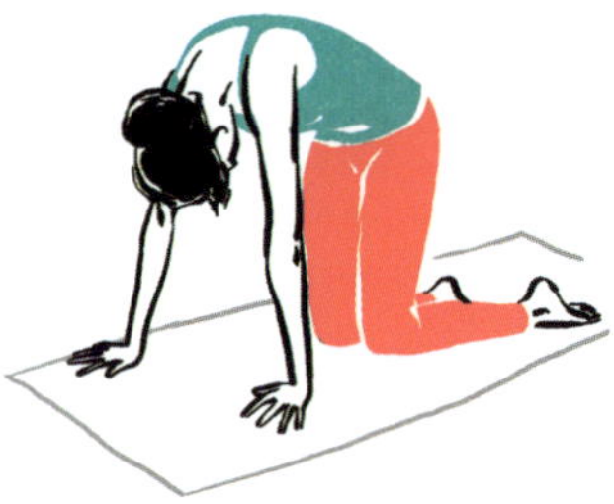

2. La Vache

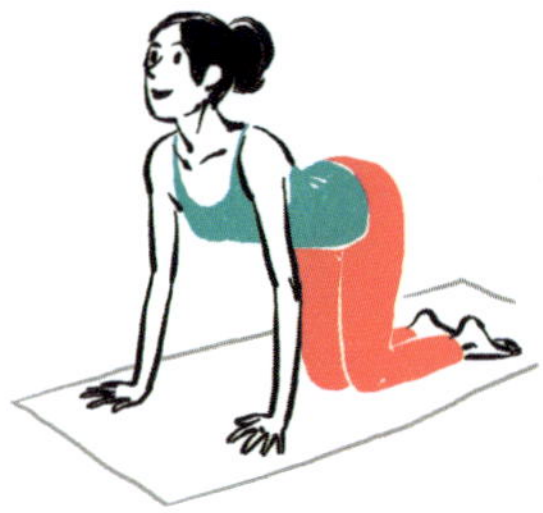

3. Le Pont

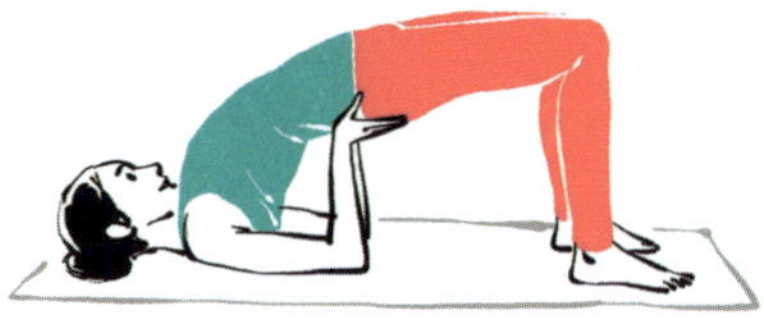

4. La Chandelle

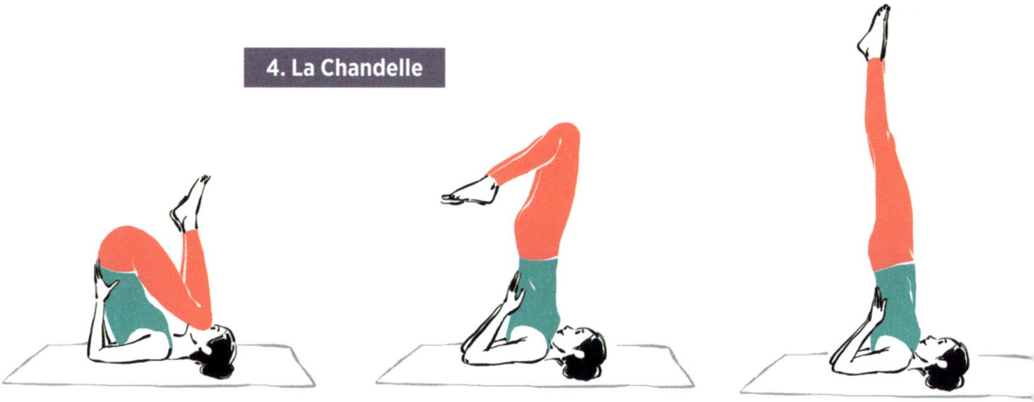

5. La Charrue

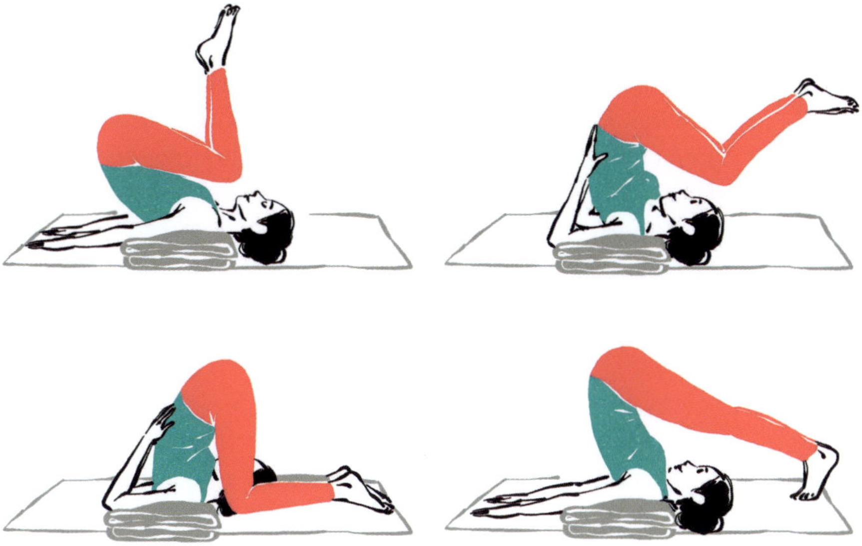

6. *Mula Bandha*

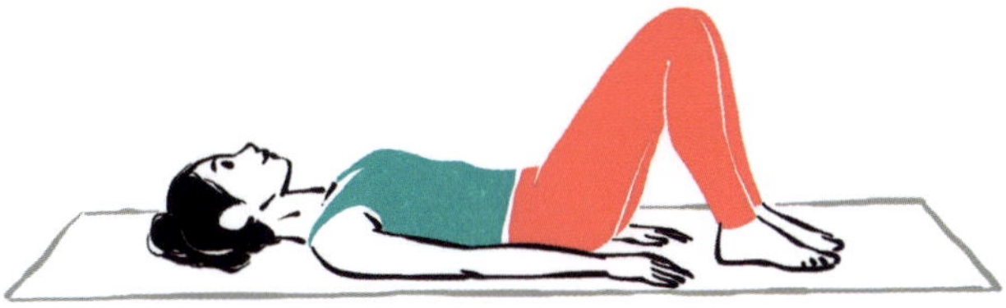

7. La posture de relaxation

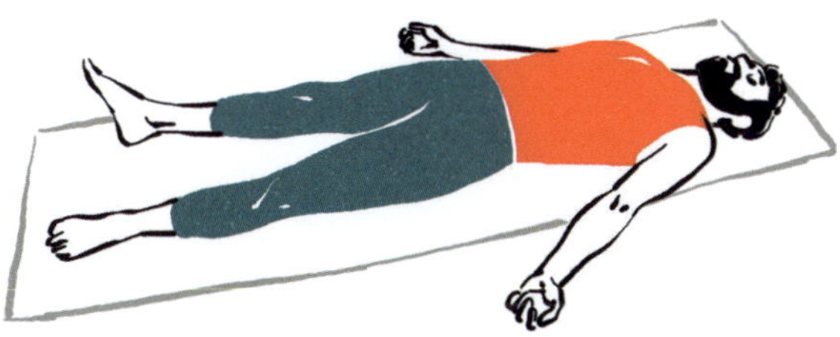

HYPERTENSION

En vous incitant à rester actif, le yoga combat la sédentarité et dynamise le cœur. Il régularise le système nerveux et réduit l'impact du stress. Certaines postures inversées sont particulièrement indiquées pour abaisser la tension. Celles en ouverture étirent le cœur et déploient les poumons, ce qui favorise une bonne oxygénation et réduit la fatigue cardiaque. Pratiqué dans la régularité, le yoga est un acteur de prévention cardio-vasculaire de premier plan. Il constitue une approche complémentaire qui ne remplace toutefois pas les médicaments lorsque ces derniers s'avèrent nécessaires.

1. Le Chat

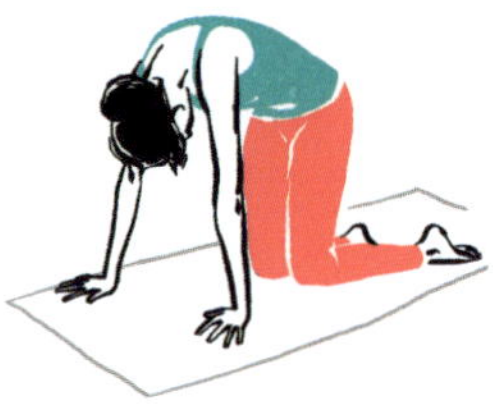

2. La Vache

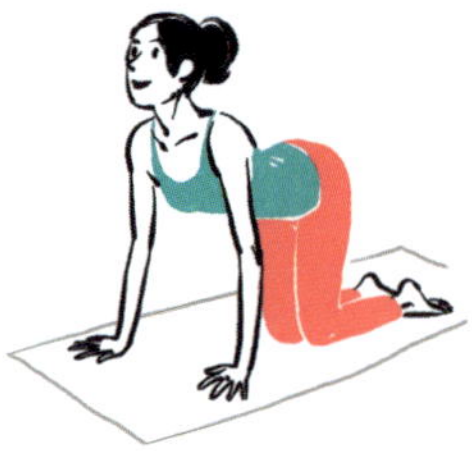

3. La Charrue

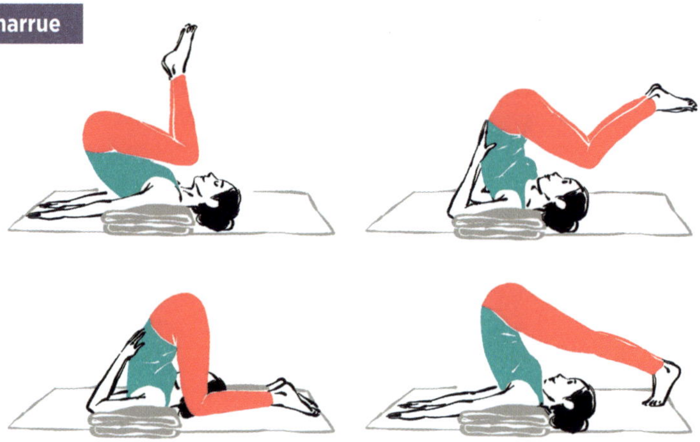

4. La Chandelle

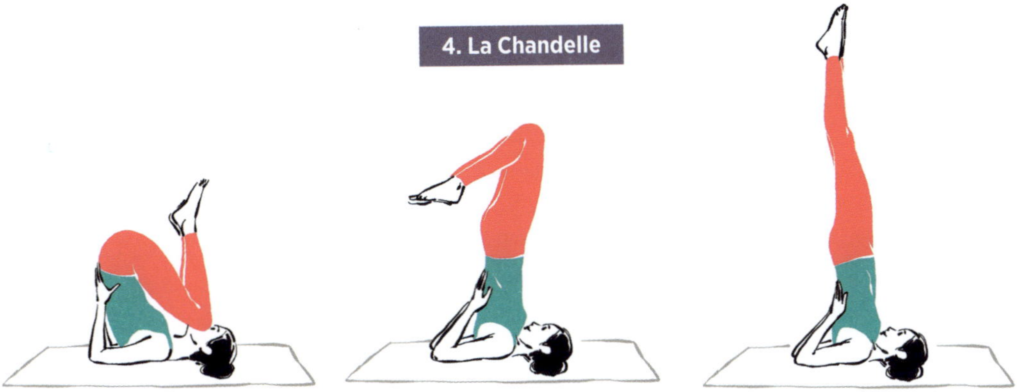

5. Le Poisson

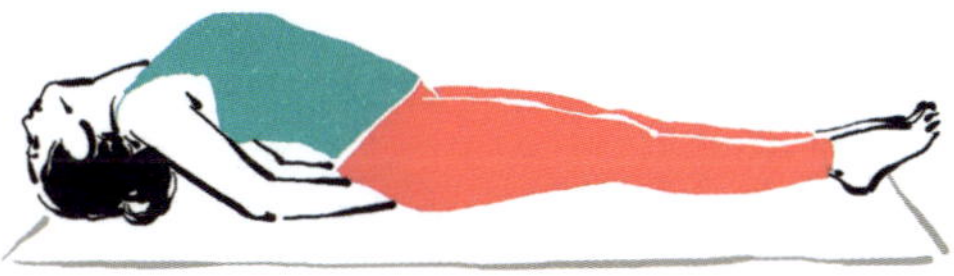

6. La tête au genou avec bolster

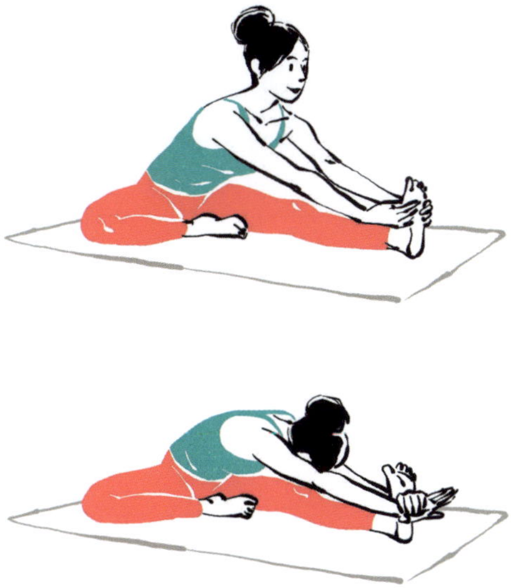

7. La respiration alternée

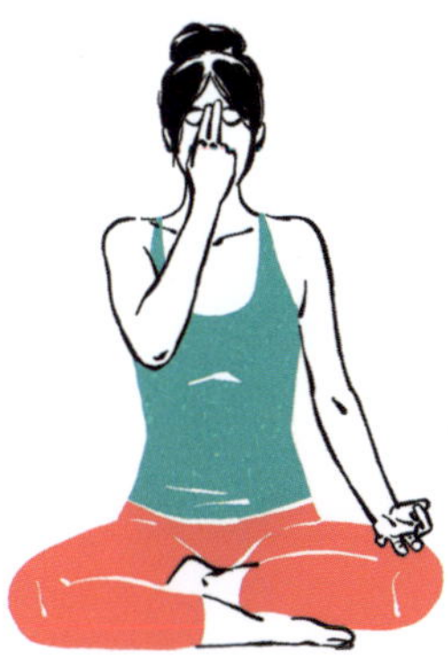

INCONTINENCE URINAIRE

Certaines postures et pratiques renforcent spécifiquement le périnée et favorisent le soutien des organes pelviens. Elles luttent ainsi contre les ptoses et le relâchement de la vessie. Elles doivent être associées à des postures qui stimulent les abdominaux profonds, notamment le transverse. La séance que nous vous proposons ci-dessous est à faire quotidiennement pour rééduquer progressivement le périnée et éviter les fuites urinaires.

1. Le Grand angle debout

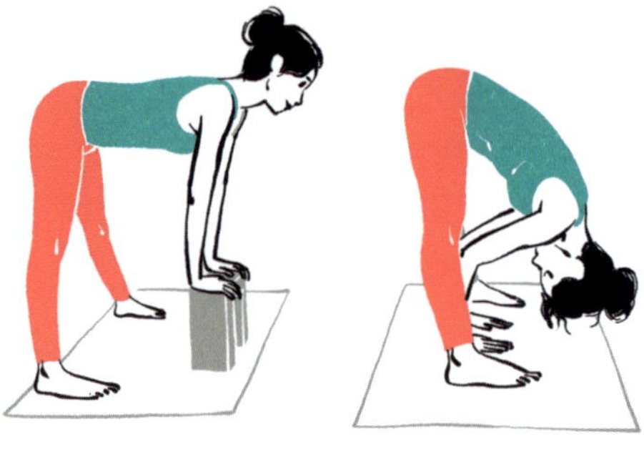

2. Le Papillon

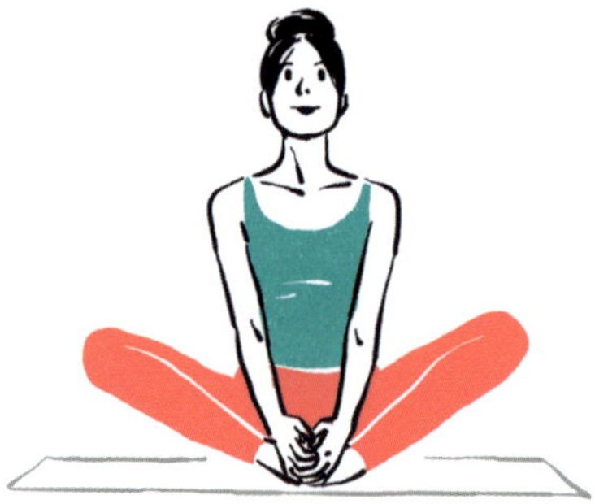

3. Le Grand angle au sol

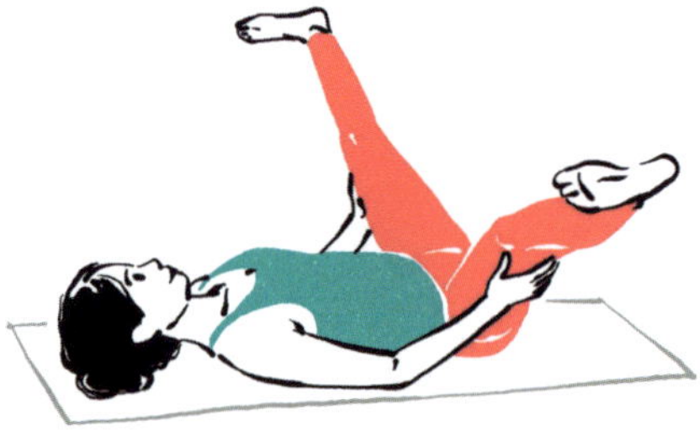

4. La Chandelle

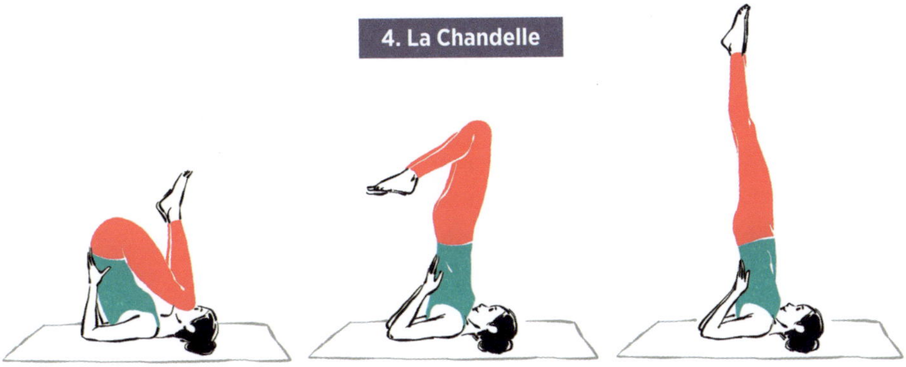

5. Le Papillon dans la Chandelle

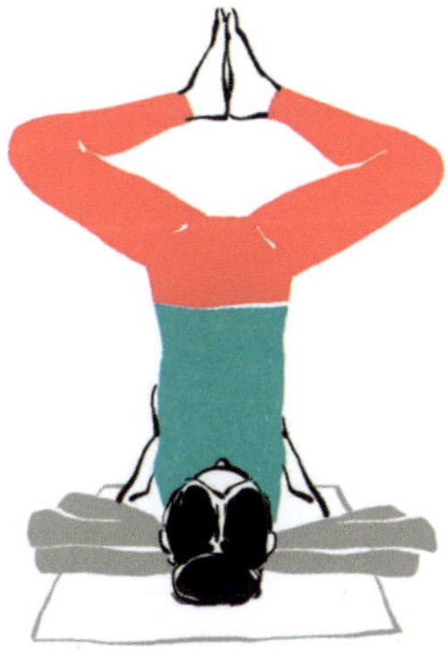

7. Mula Bandha

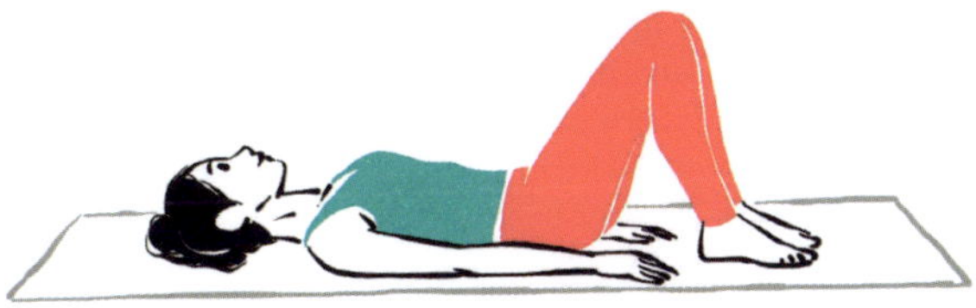

8. La respiration du crâne brillant
Kapalabhati

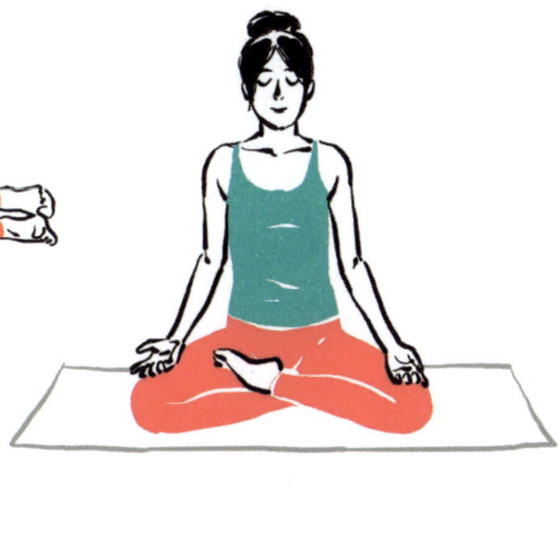

6. La demi-Lune

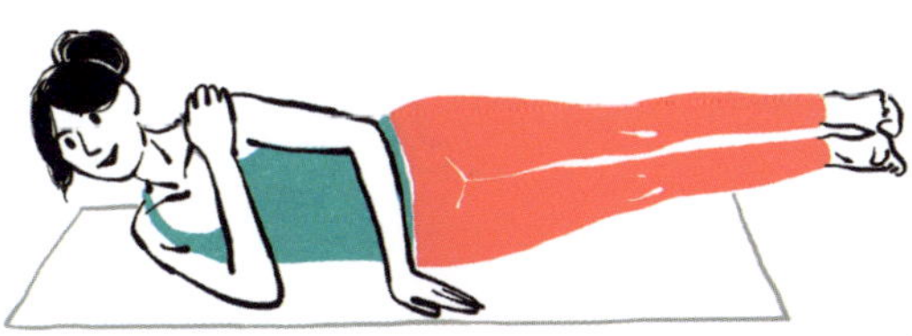

INSOMNIE

La pratique a fait ses preuves pour soulager les troubles du sommeil liés au stress et à l'anxiété. Elle représente une excellente alternative à la consommation de médicaments chimiques, très nocifs sur le long terme. Lorsque nous sommes en yoga, nous plongeons dans l'instant présent, concentrés sur les postures et le flux respiratoire. Le mental se calme, le corps se détend et les douleurs s'atténuent. L'énergie circule plus librement à travers les différents canaux et méridiens. Une fluidité s'instaure, propice au lâcher-prise. Ce lâcher-prise est justement celui que l'on recherche pour pouvoir sombrer dans le sommeil, sans arrière-pensée, sans « petit vélo dans la tête » qui pourrait bloquer l'endormissement ou provoquer des réveils en pleine nuit. Le secret ? Une pratique régulière, avec une séance telle que celle proposée ci-dessous, à faire tous les soirs si possible.

1. Le Chat

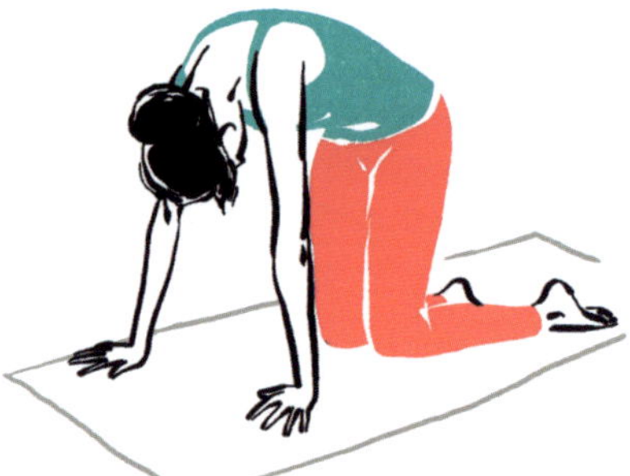

2. La Vache

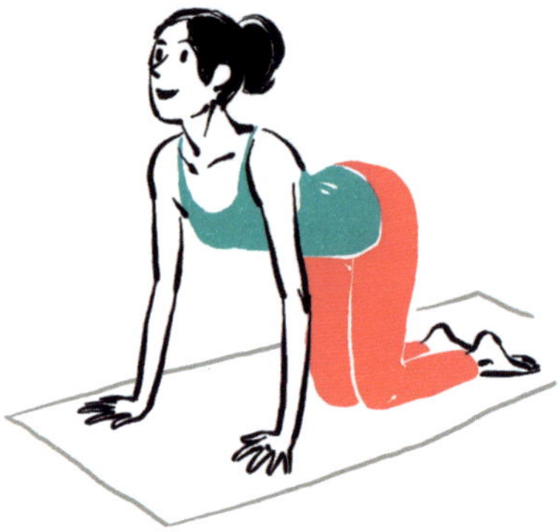

3. Le Chien tête en bas

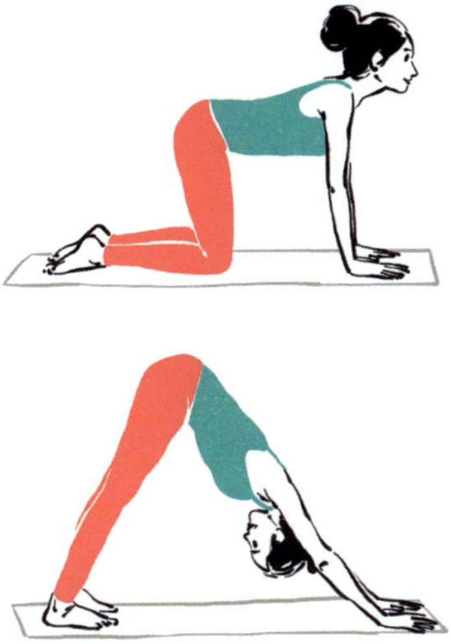

4. La posture debout, les pieds écartés

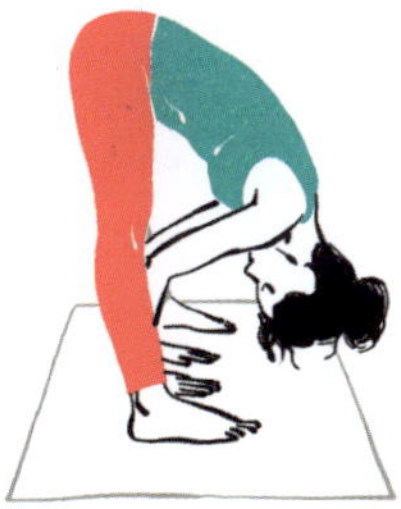

5. Le Tigre

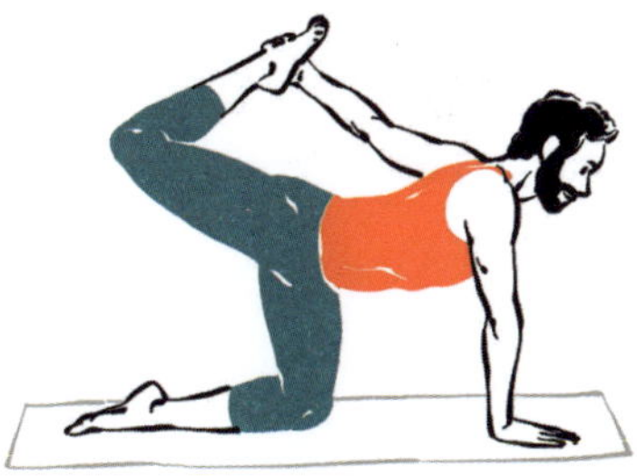

6. La Pince avant

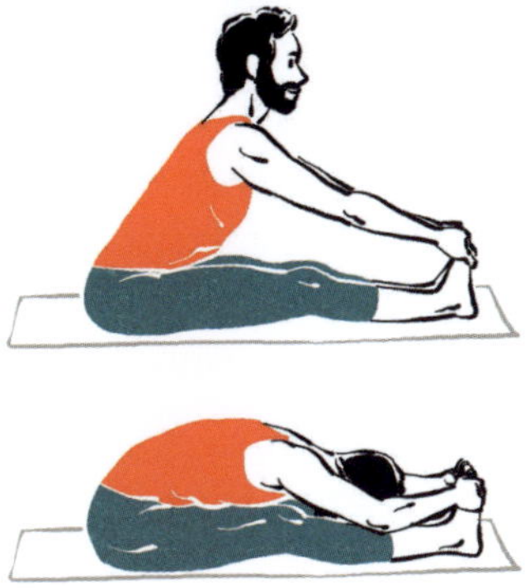

7. La posture de relaxation

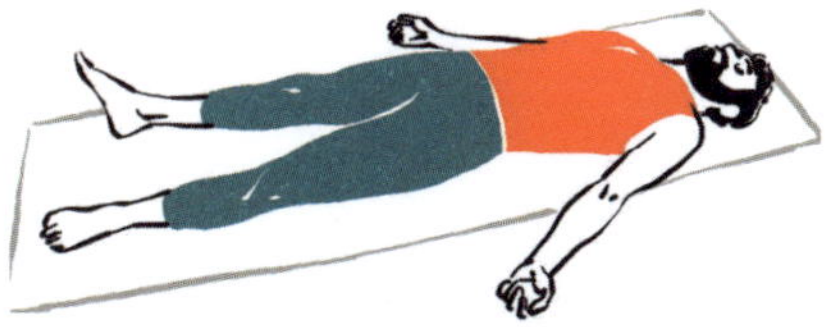

8. La respiration *Bhramari*

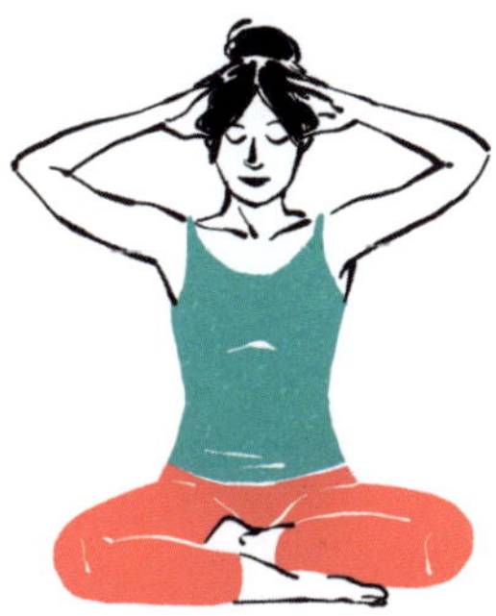

JAMBES LOURDES

Comme toute activité physique, le yoga dynamise la circulation sanguine et aide à combattre les stases veineuses. Certaines postures sont spécifiquement indiquées pour faire refluer le sang vers le cœur. Nous vous indiquons ici une séance complète, avec des postures dynamiques et d'autres plus statiques pour retrouver toute la légèreté de vos jambes.

1. La Table renversée

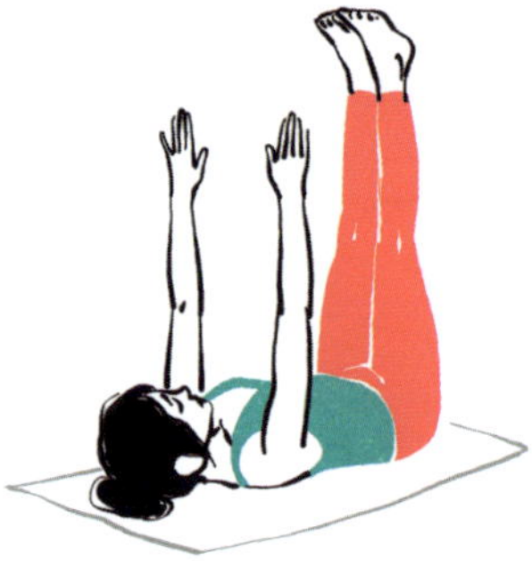

2. Le bébé heureux

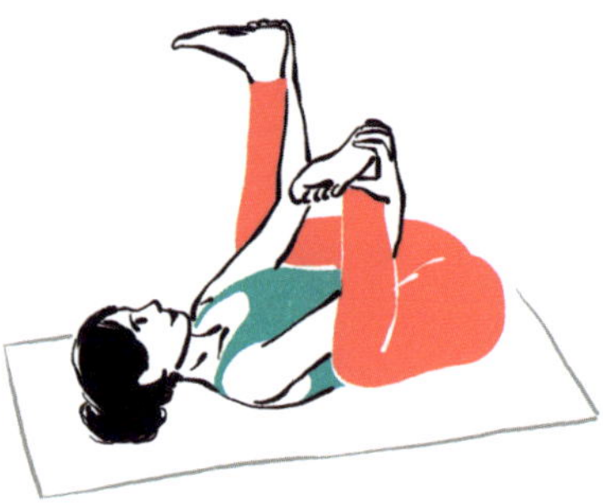

3. Étirement au sol, une jambe tendue

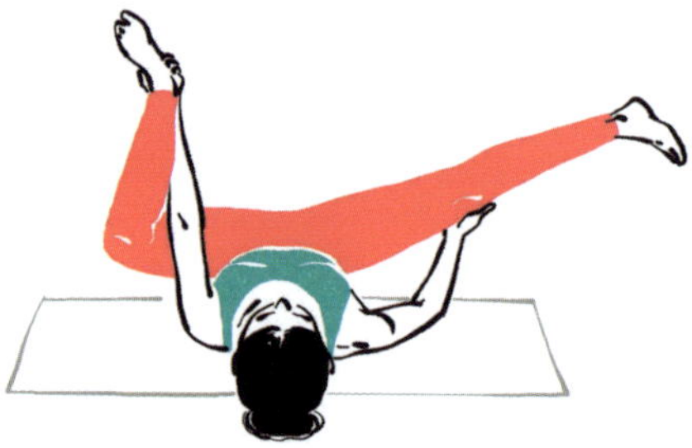

4. Le Grand angle au sol

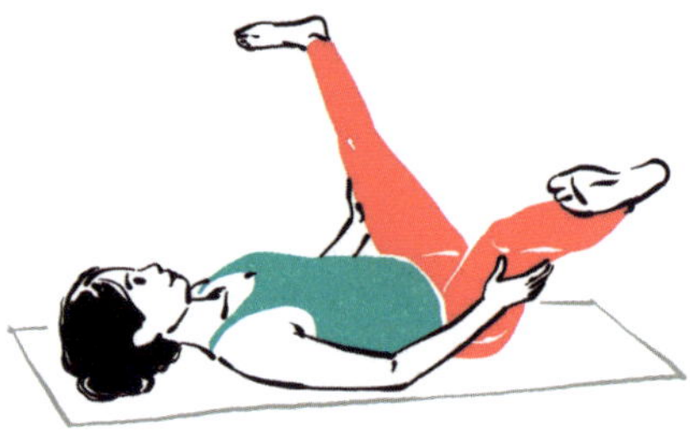

5. La demi-Chandelle

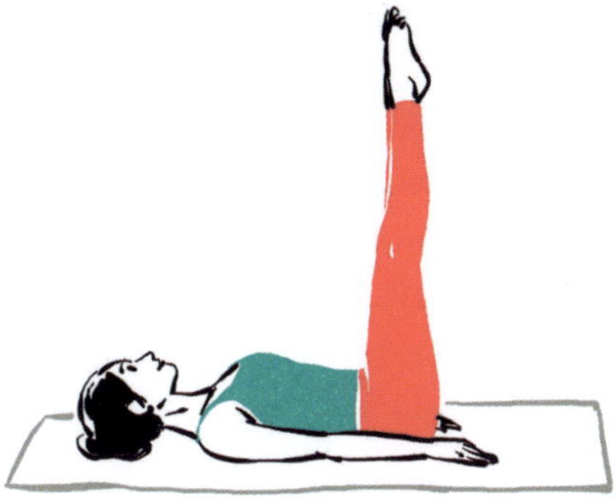

6. La respiration yogique complète

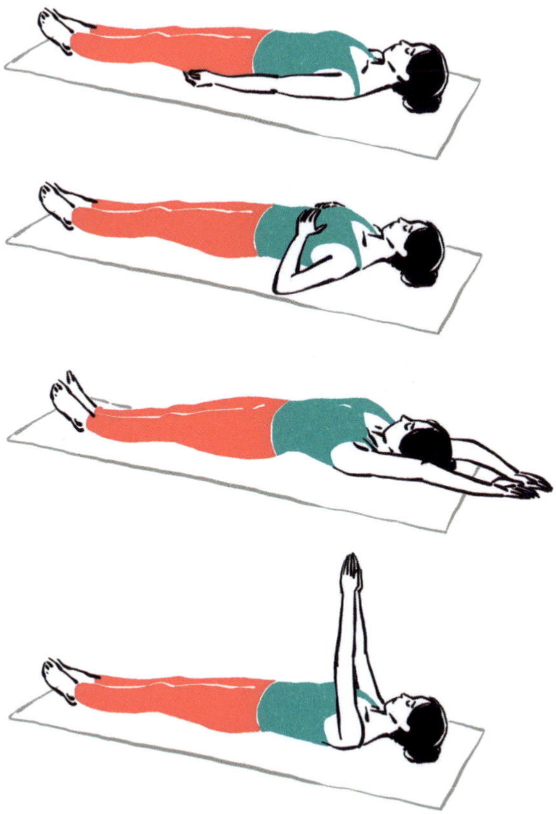

MAL DE DOS (PRÉVENTION)

Le yoga axe une grande partie de son travail autour de la colonne vertébrale considérée comme notre colonne de vie. C'est notre « arbre » intérieur qui nous donne structure et souplesse et à travers lequel circule la moelle épinière, notre sève énergétique. Assouplir et tonifier la colonne vertébrale, libérer les blocages qui s'y cristallisent sont donc une des missions du yoga. Pour cela, il faut agir dans la globalité. Un dos fortifié impose d'abord de « libérer » les hanches, d'assouplir l'aine, de fortifier les abdominaux profonds (transverses et obliques) avant même de se centrer sur le travail du dos. Des exercices de relaxation, de respiration et de méditation complètent cette approche d'ensemble. Cette séance est à faire régulièrement, en prévention des crises douloureuses.

1. La fente avant

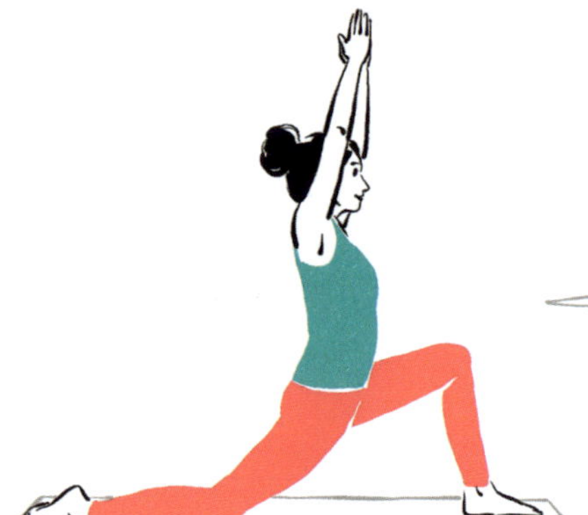

2. La Planche

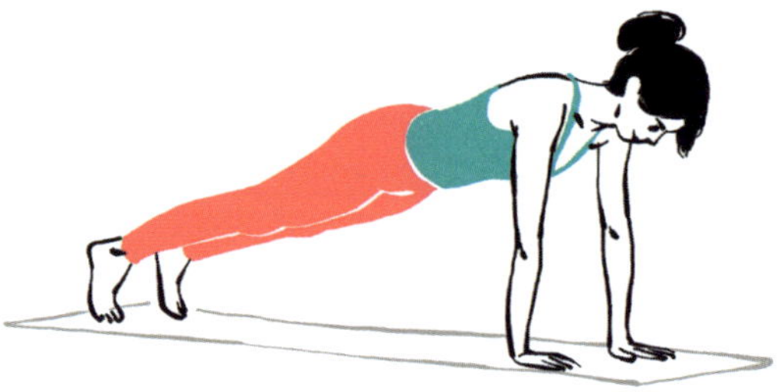

3. Le Chien tête en bas

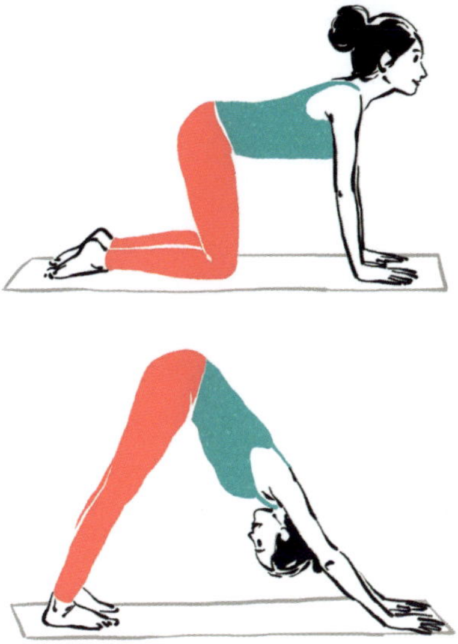

4. La Sauterelle

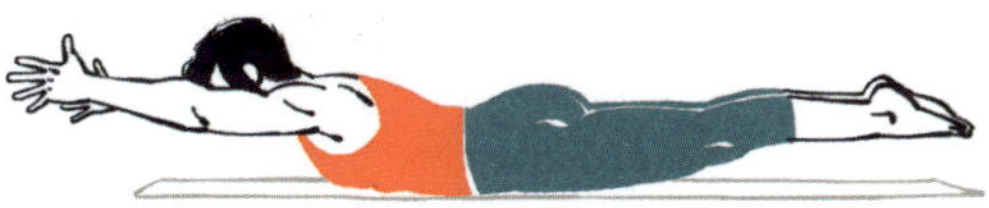

5. Le Bateau

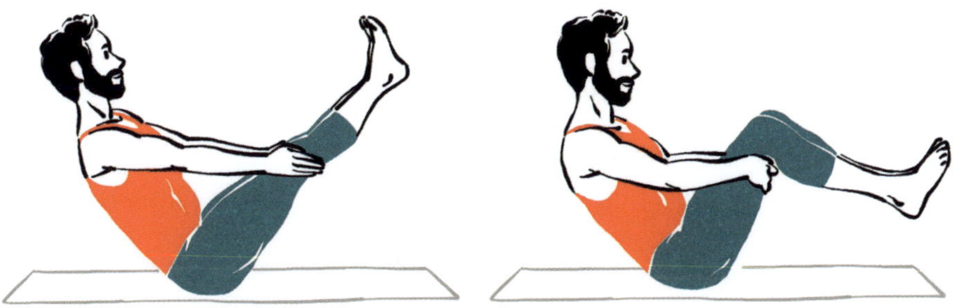

6. Le Bébé heureux

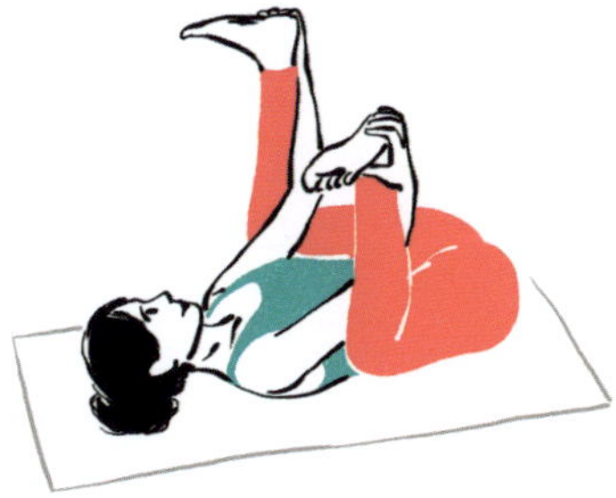

7. La respiration alternée

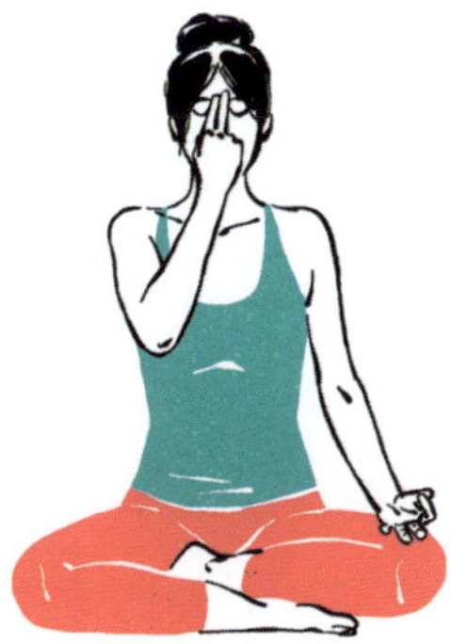

MAL DE TÊTE, MIGRAINE (PRÉVENTION)

Une pratique régulière du yoga agit comme un traitement de fond antimigraine. Elle combat le stress, rééquilibre le système nerveux et la circulation énergétique et sanguine au niveau de la tête. Elle dynamise la digestion et régularise les sécrétions hormonales. Elle lève les blocages musculaires et articulaires au niveau des épaules et des cervicales. Le yoga constitue donc une forme de prévention, dans le but d'espacer les crises et d'en limiter l'intensité. Abstenez-vous toutefois en cas de douleur. Mieux vaut pratiquer en dehors des crises.

1. Le Chat

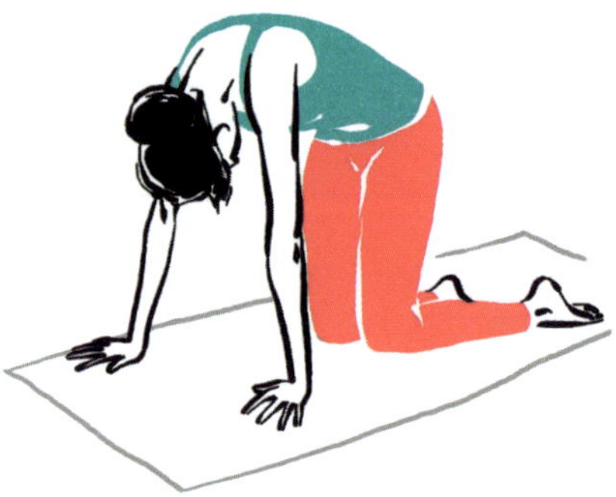

2. La Vache

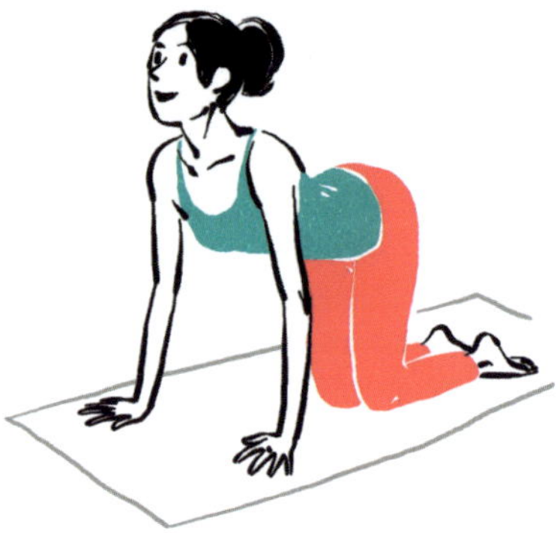

3. Le Chien tête en bas

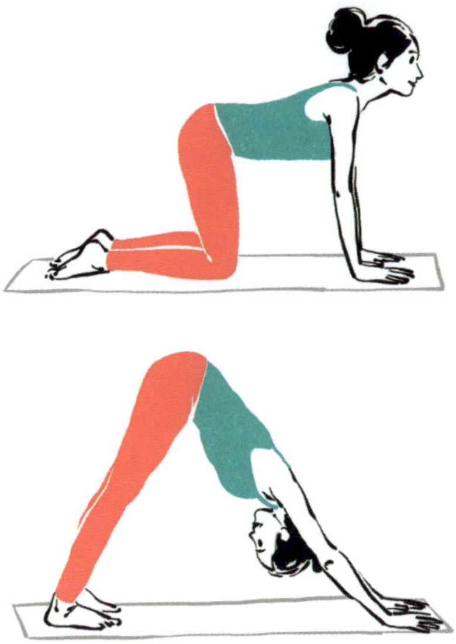

4. Le Poirier

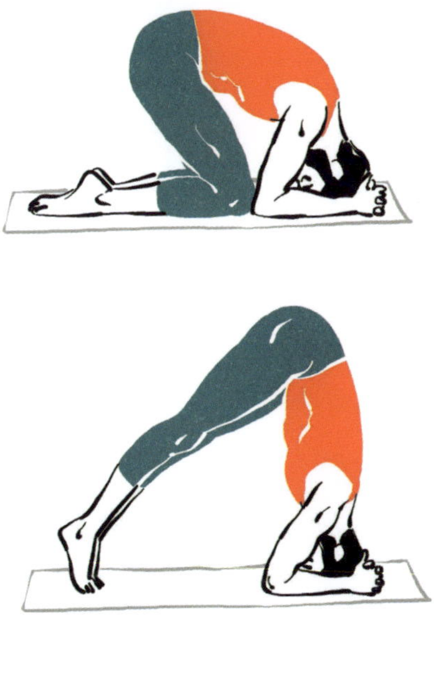

5. La Pince

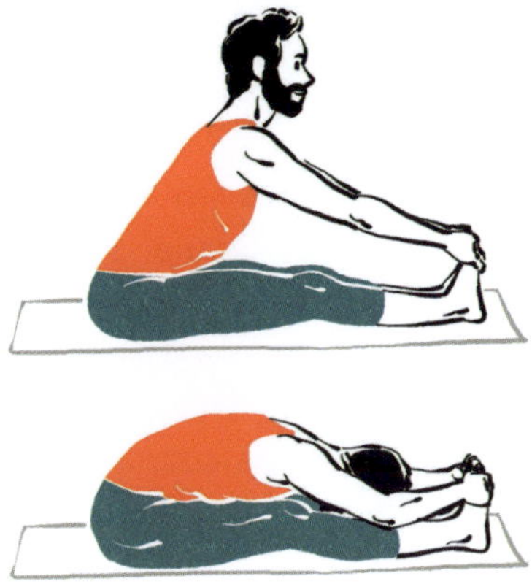

6. La posture du Sage Marichy

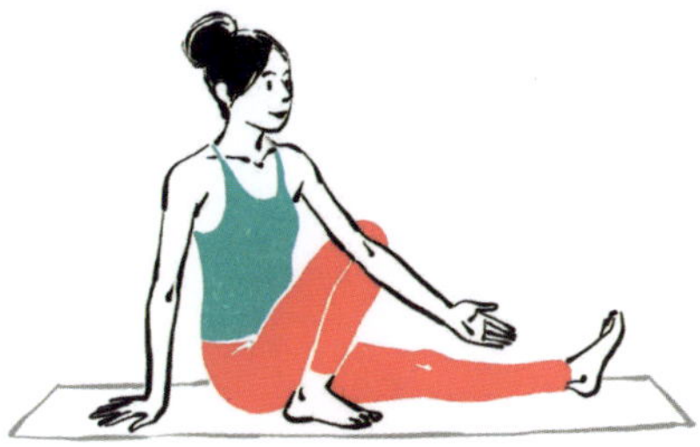

7. La respiration alternée

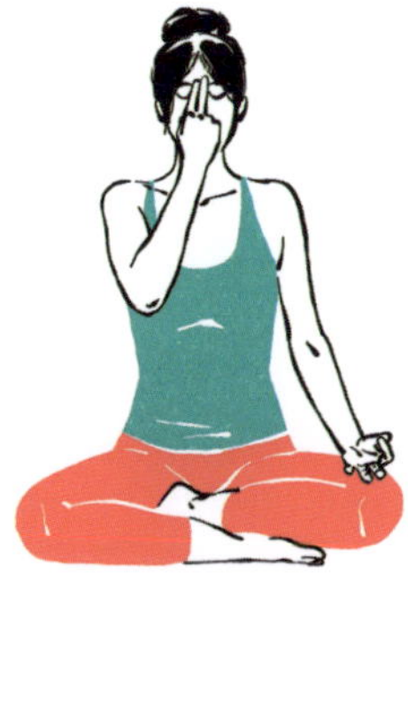

MÉNOPAUSE (TROUBLES DE LA)

Cette séance, inspirée des travaux de Dinah Rodriguès et de sa méthode de Yoga des hormones, est composée d'une série de postures qui assouplissent le petit bassin et dynamisent les organes sexuels. Elle permet d'activer les ovaires, la thyroïde, l'hypophyse et les surrénales pour relancer les sécrétions hormonales, palliant ainsi la carence hormonale de la ménopause. Elle est complétée par la pratique de la respiration du Crâne brillant (voir p. 29), pranayama très puissant qui éveille et active l'énergie dans le bas-ventre. La régulation hormonale est une aventure au long cours. Pour être efficace, cette séquence doit être répétée deux à cinq fois par semaine, pendant au moins 3 mois d'affilée.

1. Grand Angle au sol

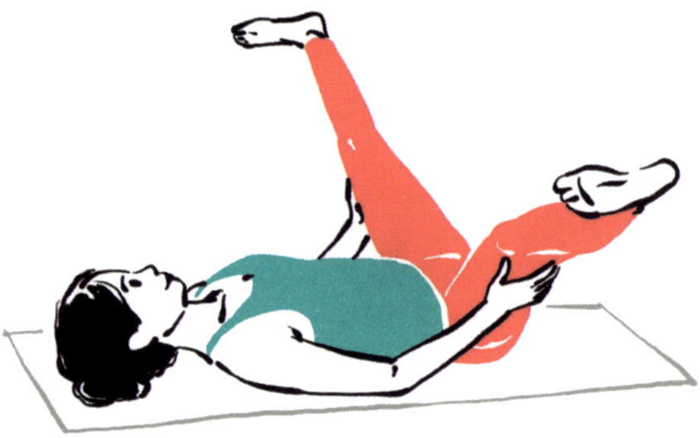

2. Le pigeon avec flexion vers l'avant

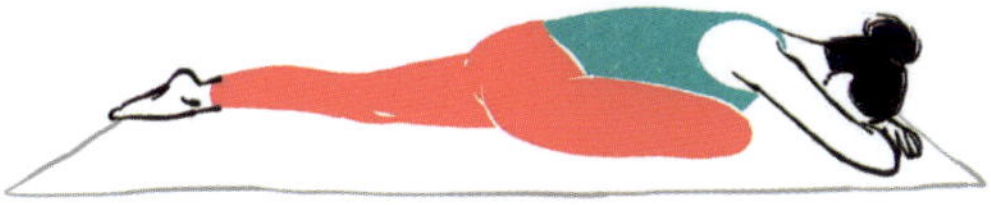

3. La tête au genou

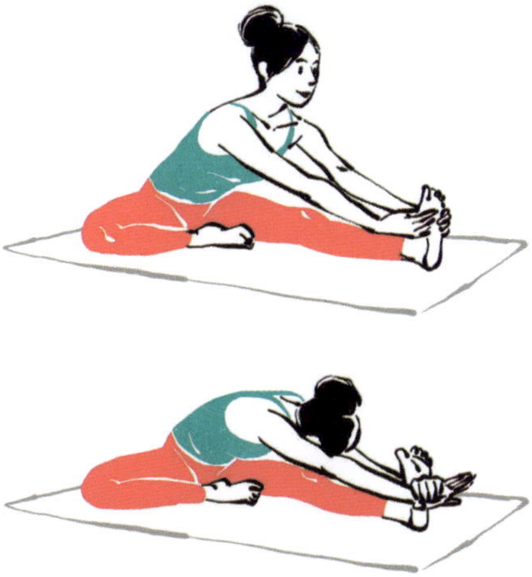

4. La torsion assise

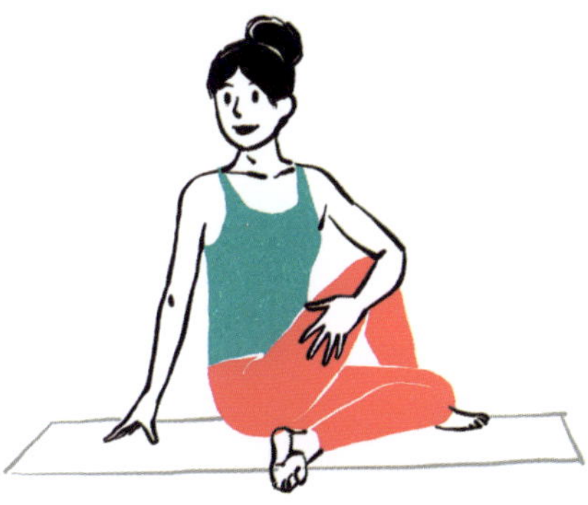

5. Le Papillon

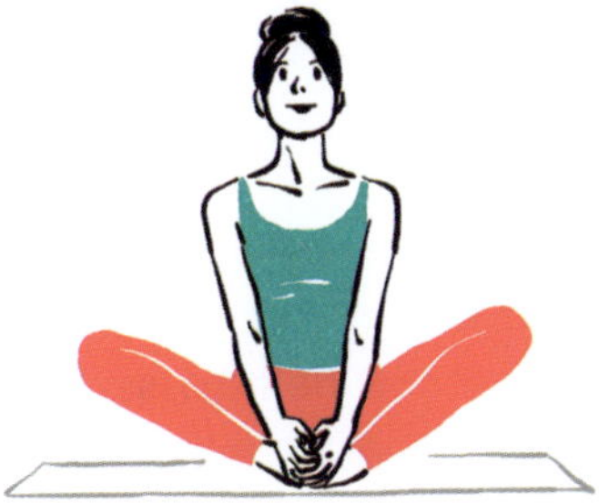

6. Le Papillon allongé

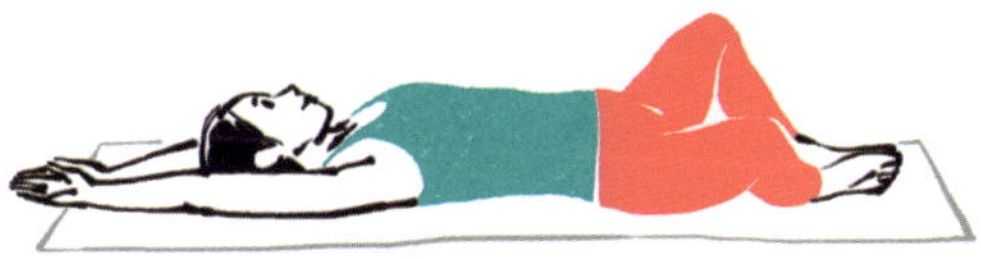

7. La respiration du crâne brillant

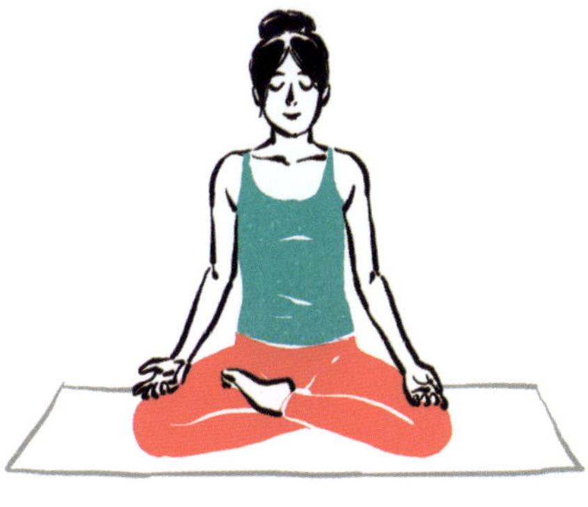

OSTÉOPOROSE (PRÉVENTION)

Avec une alimentation équilibrée, riche en protéines, vitamine D et calcium, l'exercice physique constitue le meilleur moyen de prévenir l'ostéoporose. Le yoga s'inscrit dans cette optique. On préconise différents types de postures : celles où le poids du corps est porté par les articulations ; celles qui étirent les muscles et réalisent ainsi une traction douce au niveau osseux ; celles enfin qui renforcent l'équilibre, en prévention des risques de chutes.

1. La posture debout, bras tendus au ciel

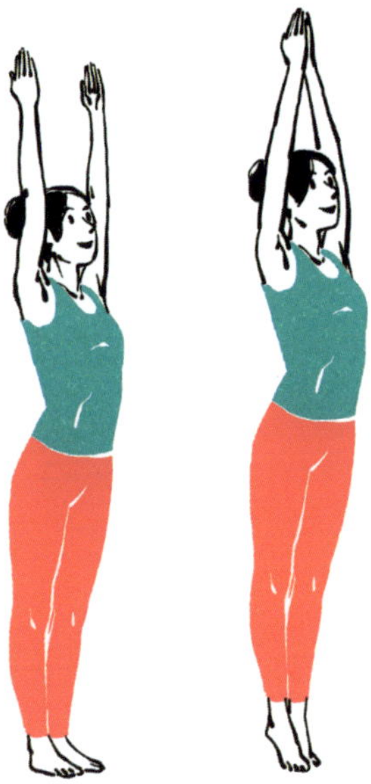

2. La posture debout, mains en prière derrière le dos

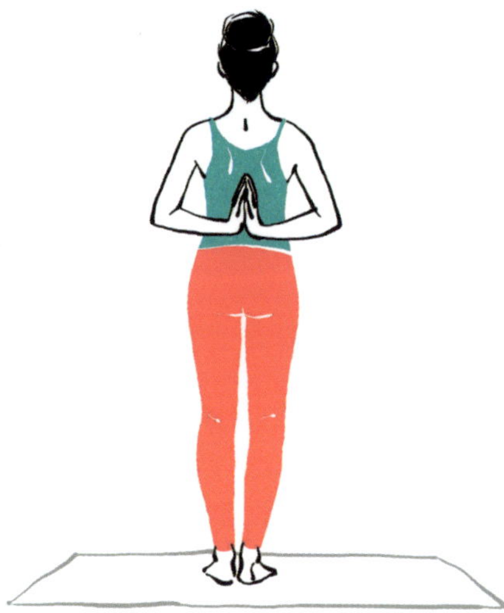

3. La pince debout, bras relevés

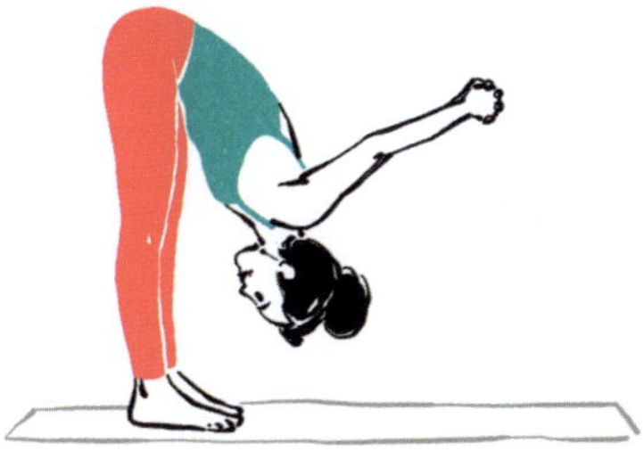

4. La Posture du gros orteil, jambe tendue

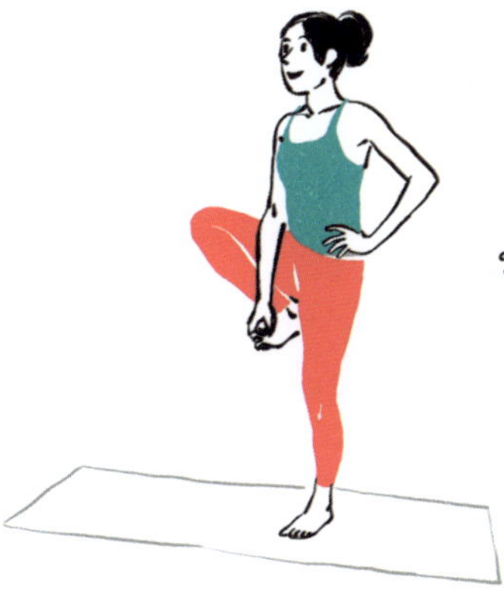

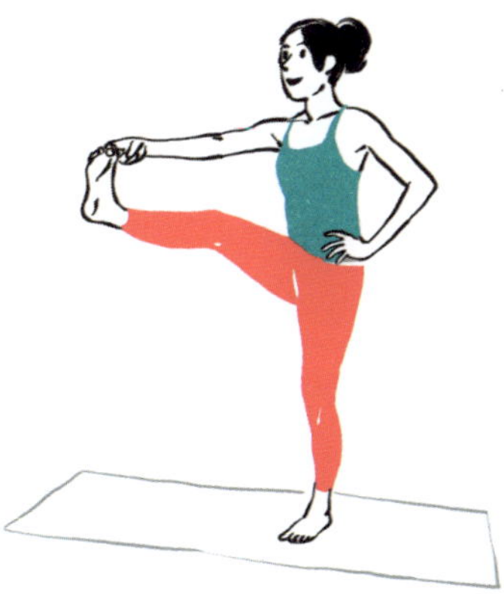

5. L'Arbre

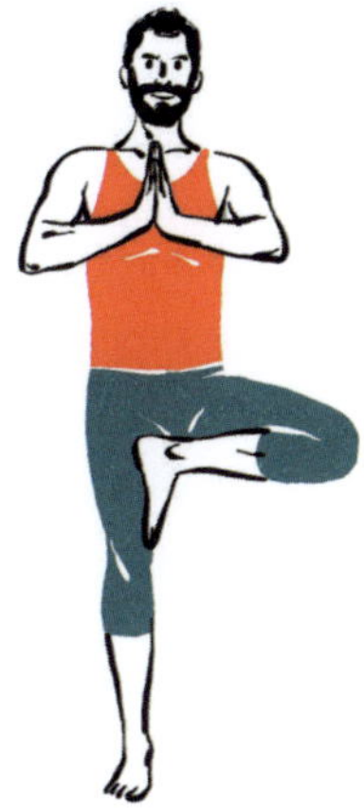

6. La Sauterelle

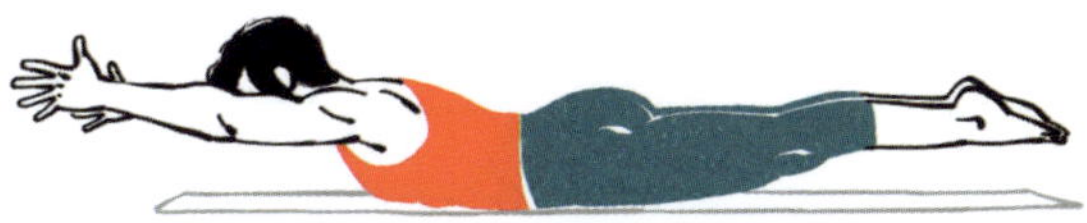

7. La respiration du crâne brillant, *Kapalabhati*

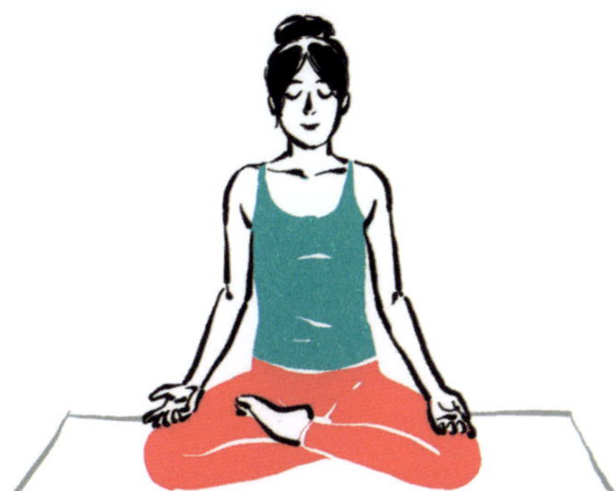

PALPITATIONS CARDIAQUES

Le yoga est très efficace pour régulariser le rythme cardiaque en cas de palpitations bénignes liées au stress ou à l'anxiété. Les postures plaçant la tête plus basse que le cœur inversent la pression dans les carotides et calment l'emballement du cœur. Les exercices respiratoires favorisent un relâchement des tensions nerveuses et aident à combattre le stress. Gageons qu'une pratique régulière vous aidera à consommer moins de café ou de tabac, deux psychostimulants qui peuvent déclencher ou aggraver l'hypertension. D'une façon générale, le yoga aide à prendre de la distance face aux événements de la vie, pour en être moins affecté.

1. Le Chat

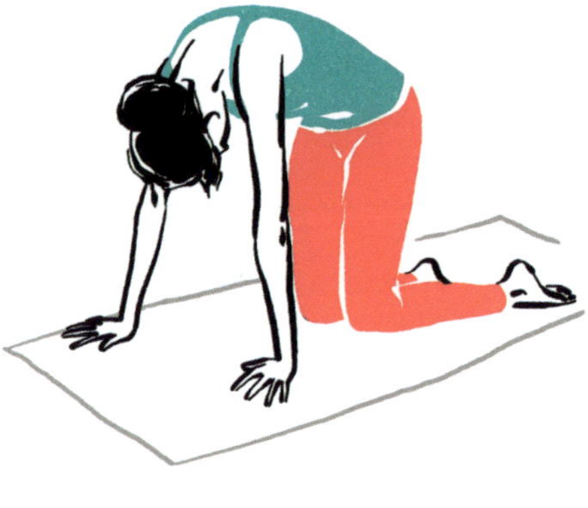

2. La Vache

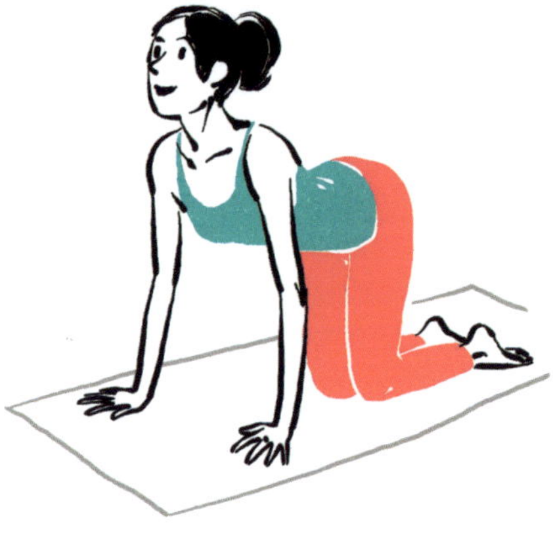

3. Le Chien tête en bas

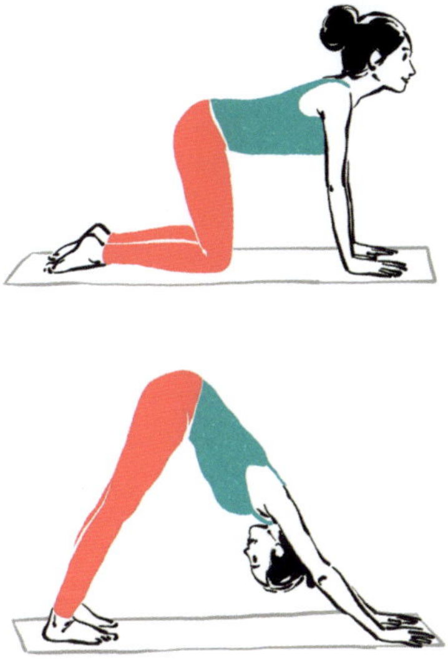

4. Le Poirier

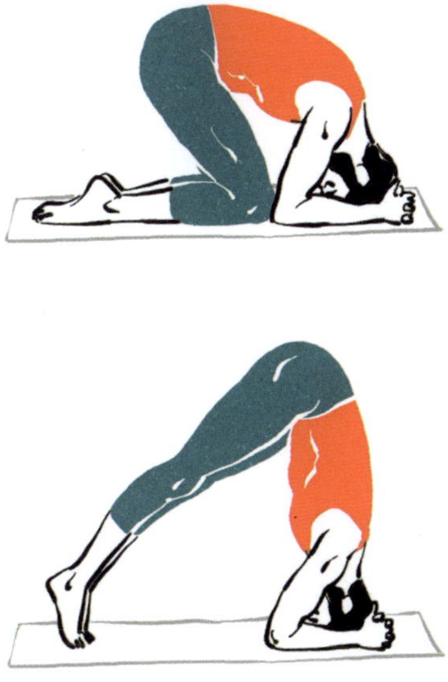

5. La Pince avant avec bolster

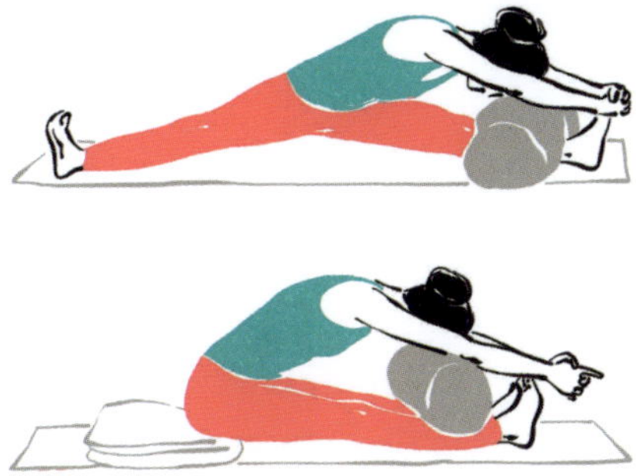

6. La posture de relaxation

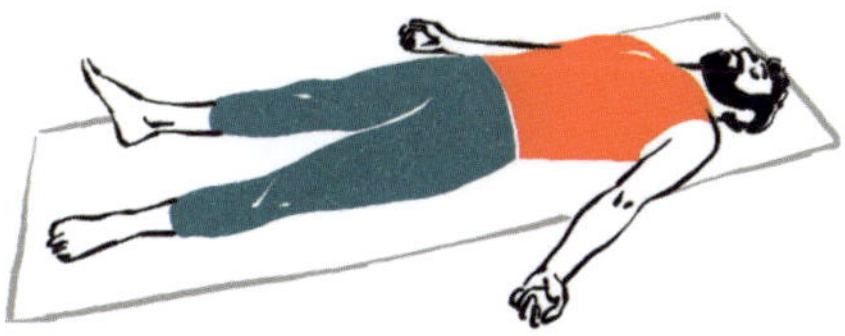

7. La respiration alternée

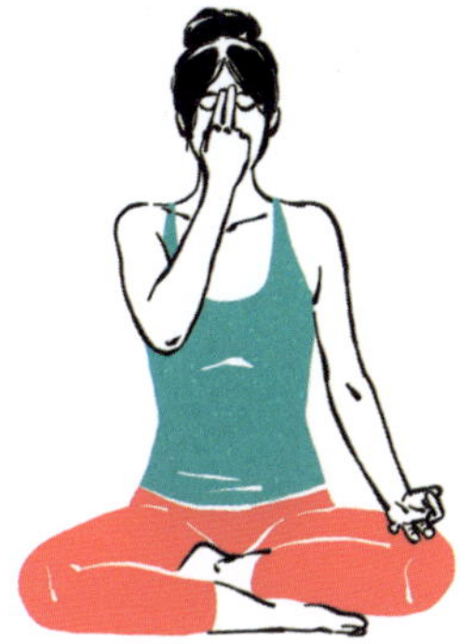

SCIATIQUE (PRÉVENTION)

La pratique de postures en étirement doux et symétrique permet de libérer de l'espace intervertébral et de limiter l'irritation du nerf. Elle entretient la musculature et la souplesse du dos, mesure préventive n° 1 lorsque l'on souffre de sciatique. Soyez néanmoins prudent lors de vos séances et ne forcez pas si vous ressentez des douleurs. Pratiquez en vous focalisant sur votre respiration, dont les vertus antalgiques sont réelles. Abstenez-vous en période de crise car l'effort pourrait intensifier les douleurs.

1. Le Chat

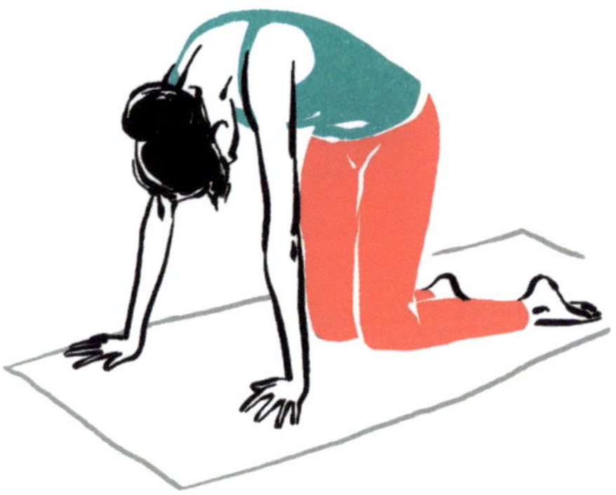

2. La Vache

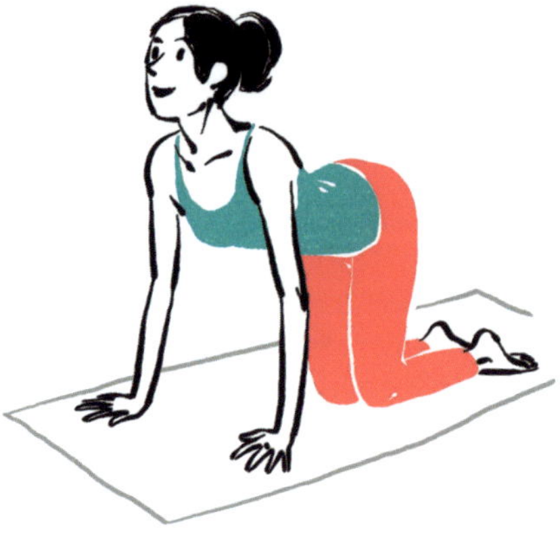

3. L'Enfant

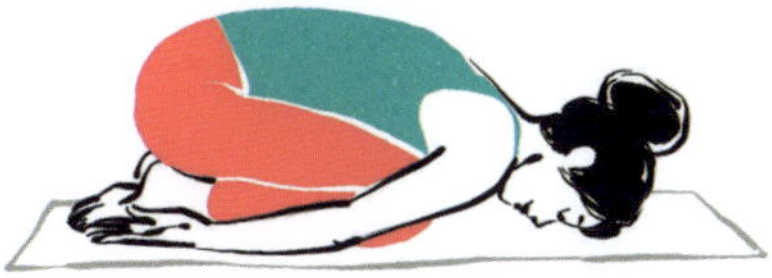

4. Le Bébé heureux

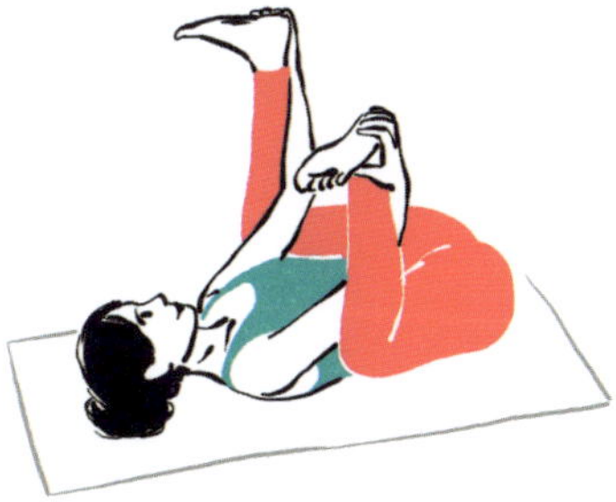

5. Le Chien tête en bas

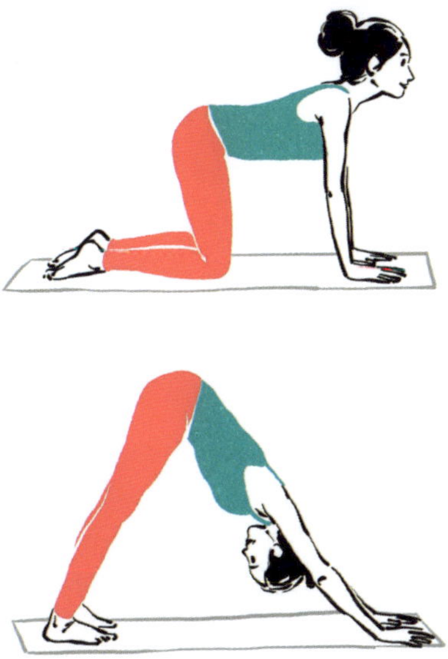

6. La posture accroupie (La Guirlande)

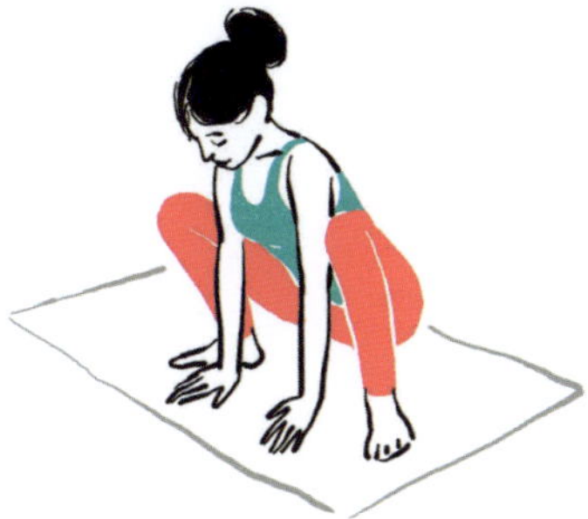

7. La respiration yogique complète

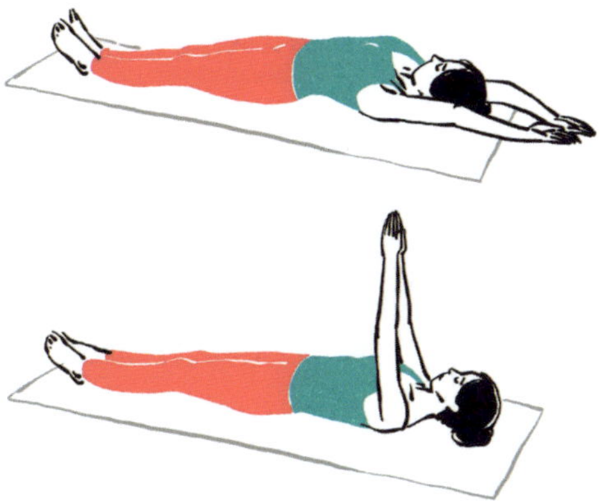

STRESS

Le yoga connaît aujourd'hui un réel engouement du public car il offre justement la possibilité de se ressourcer à travers une activité qui relie le corps et l'esprit. Les postures permettent de se concentrer sur l'instant présent et sur le souffle. Elles incitent à s'intérioriser et à se focaliser sur le ressenti. C'est une pause bienvenue lorsque l'on passe sa vie à courir d'une urgence à une autre ! Elles nettoient et essorent les muscles et les organes, et après un travail corporel purificateur, l'esprit est calme, libéré de ses mille et une pensées qui le parasitent. Nous vous proposons ici une séance très efficace pour « dégrafer » le stress autant physique que mental. Profitez du bien-être ressenti en fin de séance pour vous offrir quelques instants de méditation.

1. Le Héros couché

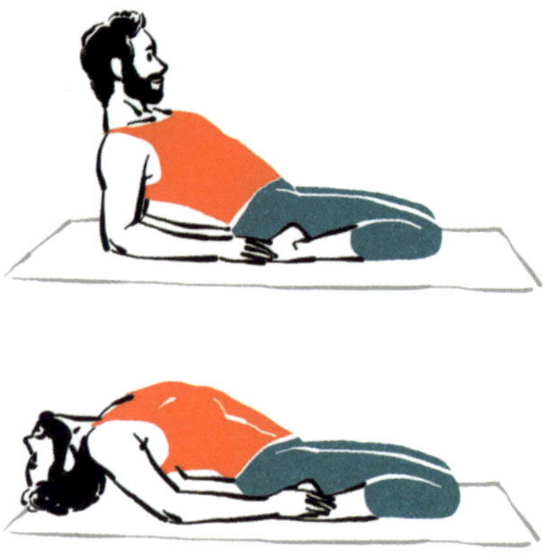

2. L'Arc

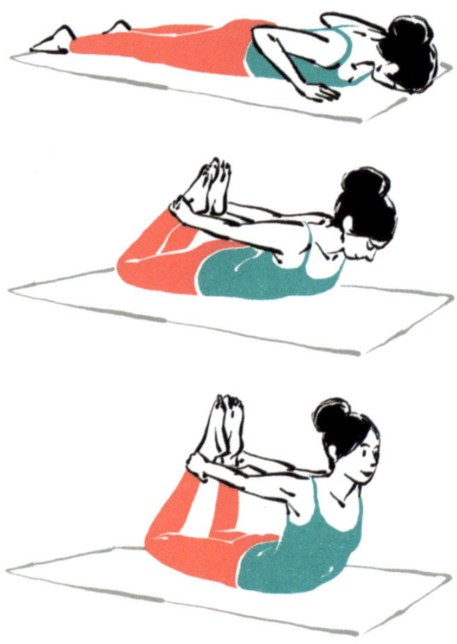

3. Contre-pose de l'Arc

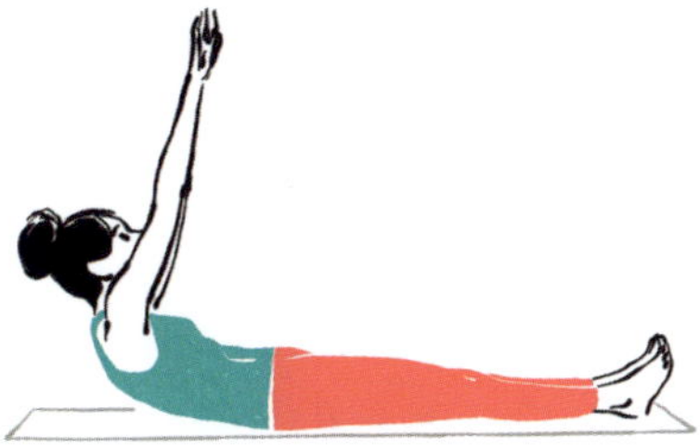

4. Le Tigre

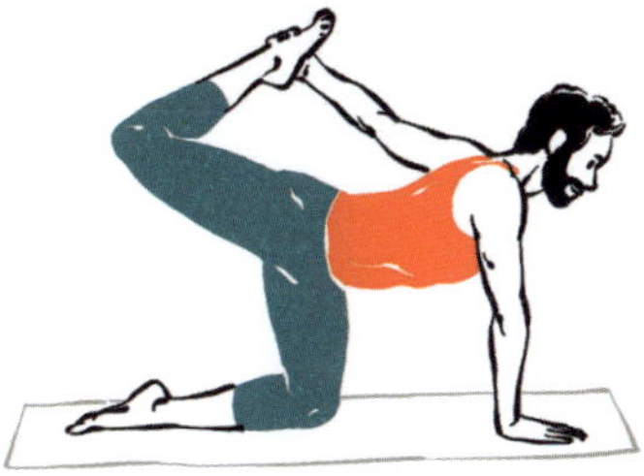

5. Le Palmier

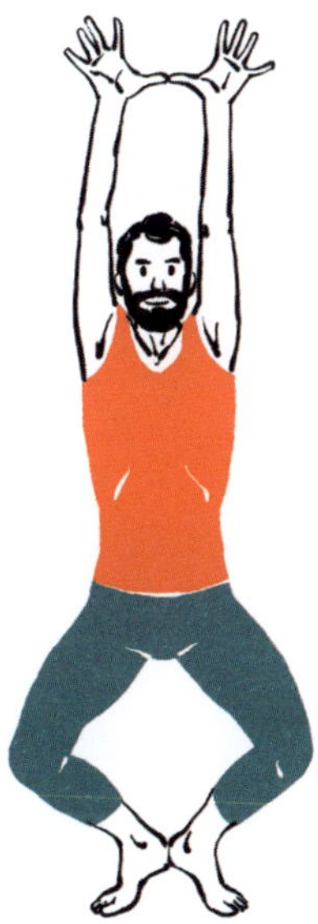

6. L'Arbre

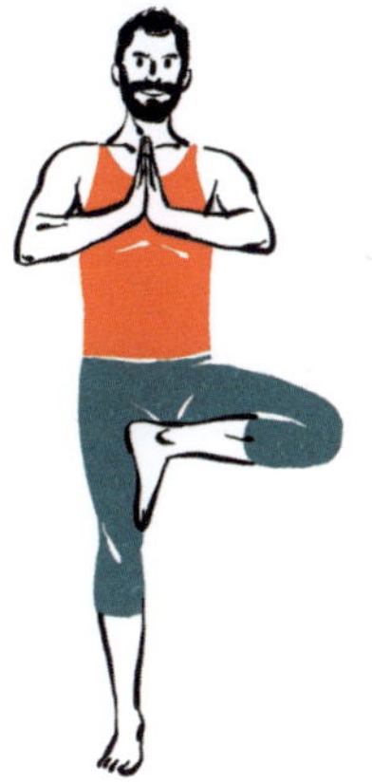

7. Jalandhara bandha

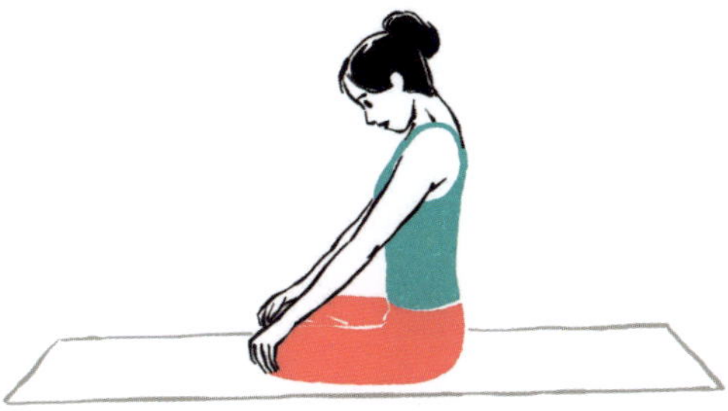

8. La respiration du Bourdon (*Bhramari*)

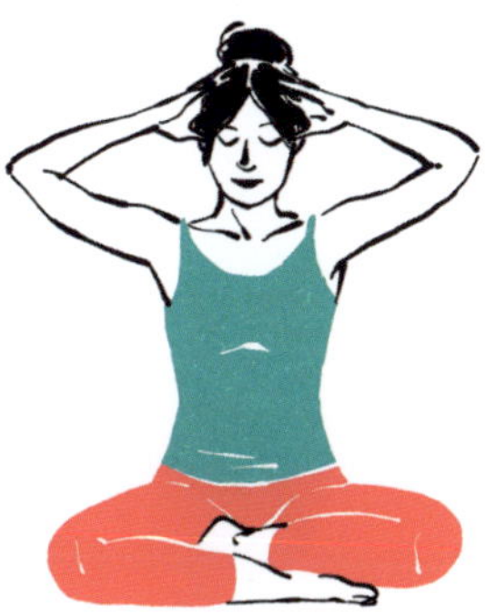

SURPOIDS

Le yoga constitue l'un des paramètres qui vont vous aider à retrouver un poids de santé en vous incitant à bouger plus et à échapper à la sédentarité. La séance que nous vous proposons ci-dessous vise à réveiller le fonctionnement des organes digestifs, à détoxifier le sang, à éliminer plus activement les graisses et à réguler l'appétit. Elle renforce également la masse musculaire, ce qui augmente le métabolisme de base et permet de brûler plus de calories, y compris au repos. En agissant sur le stress, le yoga limite également les fringales et les compulsions alimentaires. Il nous aide à avoir une relation pacifiée avec la nourriture et à redécouvrir le plaisir de se nourrir avec des aliments sains, sans culpabilité. Le yoga incite à ralentir le rythme et à manger en pleine conscience, en savourant chaque repas et en mâchant plus longuement les aliments. Cela favorise la sensation de satiété et évite l'hyperphagie, tout comme les lourdeurs gastriques. La pratique vous amènera très vite à renouer avec votre corps et vos sensations, à être à l'écoute de ses besoins fondamentaux. Elle vous incitera à opter pour une nourriture plus saine, à base d'aliments frais et bruts et de plats faits maison (voir nos conseils p. 58).

1. La Chaise

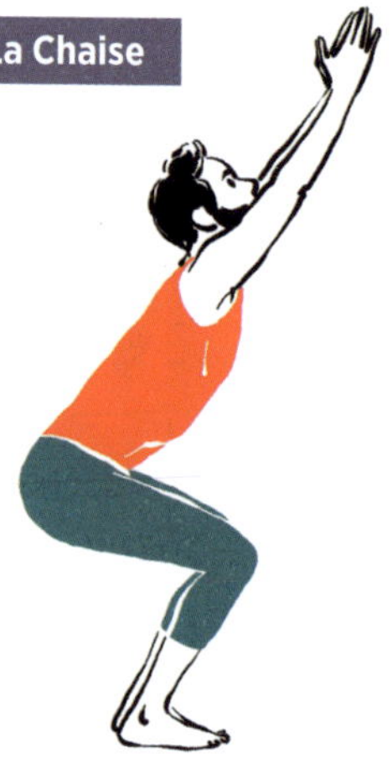

2. La Posture du Sage Marichy

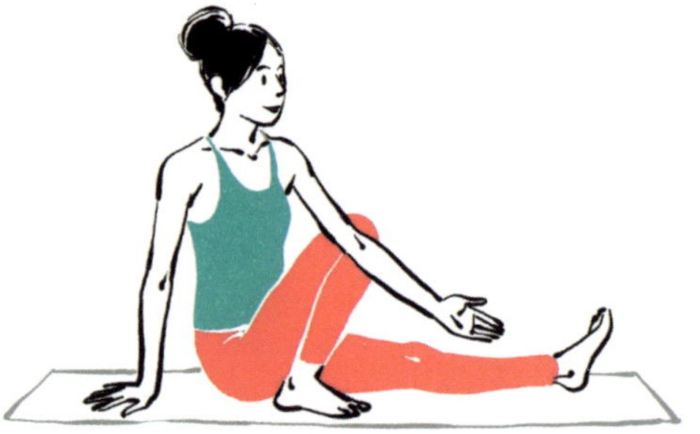